실어증을 위한 언어 과제 워크북

실어증 언어 길잡이

Work Book

실어증 언어 길잡이
실어증을 위한 언어 과제 워크북

초판 1쇄 발행 2023년 3월 20일
2쇄 발행 2025년 7월 9일

지은이 박정철
펴낸이 장길수
펴낸곳 지식과감성#
출판등록 제2012-000081호

교정 김지원
디자인 정한나
편집 정한나
검수 김서아, 이현
마케팅 정연우

주소 서울시 금천구 벚꽃로298 대륭포스트타워6차 1212호
전화 070-4651-3730~4
팩스 070-4325-7006
이메일 ksbookup@naver.com
홈페이지 www.knsbookup.com

ISBN 979-11-392-0961-7(13510)
값 25,000원

- 이 책의 판권은 지은이에게 있습니다.
- 이 책 내용의 전부 또는 일부를 재사용하려면 반드시 지은이의 서면 동의를 받아야 합니다.
- 잘못된 책은 구입하신 곳에서 바꾸어 드립니다.

지식과감성#
홈페이지 바로가기

박정철 저   실어증을 위한 언어 과제 워크북

실어증
언어 길잡이

Work Book

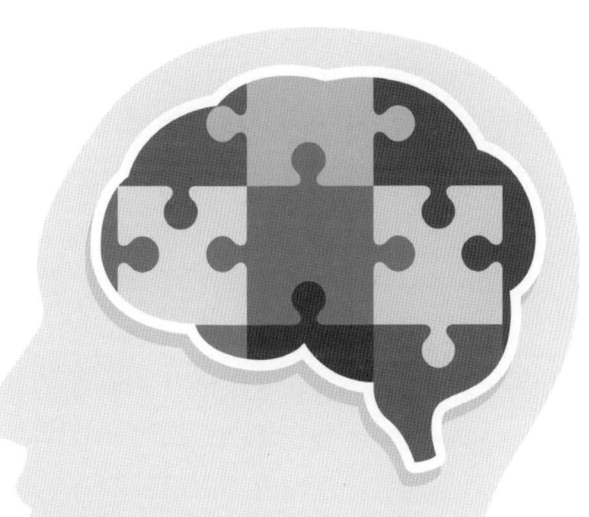

목차

1 철자 및 단어 인지   9
   1) 같은 음절 찾기   10
   2) 같은 단어 글자 찾기   13
   3) 음절 쪼개기/나누기   22
   4) 같은 음절 채워 넣기   26

2 명사 이해/산출   31
   1) 동작 이해하여 명사 - 그림 맞추기   32
   2) 그림 보고 문장 내 명사 칮기   42
   3) 그림 보고 명사 찾아 문장으로 산출   49
   4) 동사 보고 연관되는 명사 찾기   54

3 범주어 이해   59
  1) 지각적 분류   60
  2) 주제적 분류   61
  3) 분류적 분류   62
  4) 단어 보고 상위 범주 찾기   63
  5) 단어 보고 오른쪽 보기 중 관련 없는 단어 찾기   66

4 동사 이해   69
  1) 명사 이해하여 동작 – 그림 맞추기   70
  2) 그림 보고 문장 내 동작어 찾기   77
  3) 그림 보고 문장 내 동작어 산출   84
  4) 명사 보고 맞는 동사 찾기   87
     4-1) 1항 비능격   87
     4-2) 1항 비대격   88
     4-3) 2항 동사   90
     4-4) 3항 동사   92
     4-5) 1항 비대격 동사(비동작어)   94
     4-6) 2항 비동작어   95
     4-7) 3항 비동작어   96

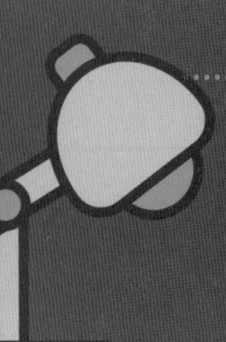

5 문법 이해   97

  1) 정/오판단   98
    1-1) 주격 '이,가,께서'   98
    1-2) 목적격(-을, -를)   100
    1-3) 주격/목적격 혼합   102
    1-4) 부사격   104
    1-5) 주격/목적격/부사격 혼합   106
  2) 문장 읽고 문장 내 채워 넣기   108
    2-1) 1단계(주격/목적격/부사격)   108
    2-2) 2단계   113
    2 3) 3단계   120
  3) 문장 내 조사(문법)에 적절한 단어 넣어 읽기   124
    3-1) 1단계   124
    3-2) 2단계   129
  4) 짧은 문단 읽고 문법 채우기   133
  5) 접속사   137
    5-1) 접속사 채워 넣기   137
    5-2) 접속사 정/오판단   140
    5-3) 접속사 보고 맞는 문장 찾기   143
    5-4) 접속사보고 문장 완성하기   149

6) 시제	151
6-1) 시제 선택하기	151
6-2) 문장 읽고 시제 정/오판단	153
6-3) 시제 보고 동사 변형하여 다시 쓰기	155
7) 존칭	159
7-1) 문장 읽고 맞는 존칭 선택하기	159
7-2) 문장 읽고 존칭 정/오판단	162
7-3) 문장 읽고 존칭에 맞게 동사 변형하여 문장 완성하기	164

6 능피동문 이해　　　　167

1) 2어절 문장(행위자/대상별) 읽고 그림 선택하기	168
2) 그림 보고 맞는 능/피동문 고르기	178
3) 3어절 문장 읽고 그림 선택하기	188
4) 그림 보고 3어절 문장 선택하기	198
5) 그림 보고 문장 정/오판단 뒤 수정하기	207
6) 동사의 형태(능/피동)를 보고 맞는 문법형태소 채워 넣기	217

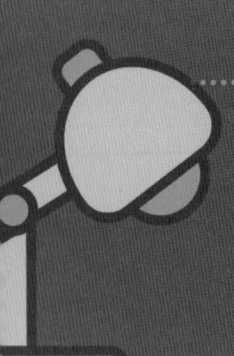

7 문장 내 동음이의어/다의어의 이해   *219*

1) 문장 읽고 맞는 뜻 찾기(동음이의어)   *220*
2) 문장 읽고 맞는 뜻 찾기(다의어)   *225*
3) 문장 읽고 맞는 동음이의어 찾기   *229*
4) 문장 읽고 맞는 다의어 찾기   *234*

8 속담   *239*

1) 속담 완성하기   *240*
2) 속담 뜻 찾기   *251*

9 문단 이해   *263*

참고문헌   *284*

1
철자 및 단어 인지

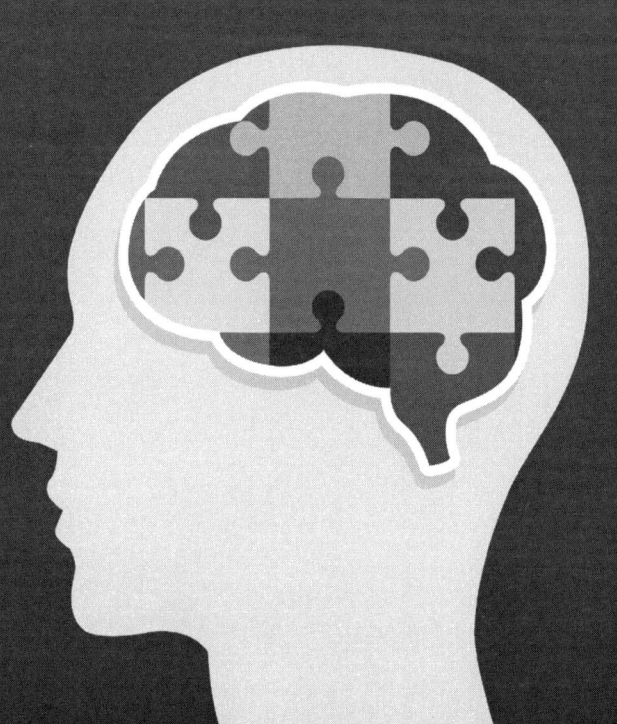

1) 같은 음절 찾기

> **TIP** 같은 음절 찾기 및 같은 단어 찾기는 보고 찾기, 보고 가린 후 기억해서 찾기, 들려주고(정답 가린 후) 찾기, 실행증 단순 읽기에 활용.

아

| 아 | 어 | 오 | 우 |

이

| 으 | 이 | 아 | 오 |

우

| 오 | 어 | 이 | 우 |

오

| 이 | 아 | 오 | 으 |

에			
아	에	으	이

바			
바	마	나	다

마			
바	마	모	라

나			
다	자	누	나

다			
사	자	싸	다

사			
사	자	싸	마

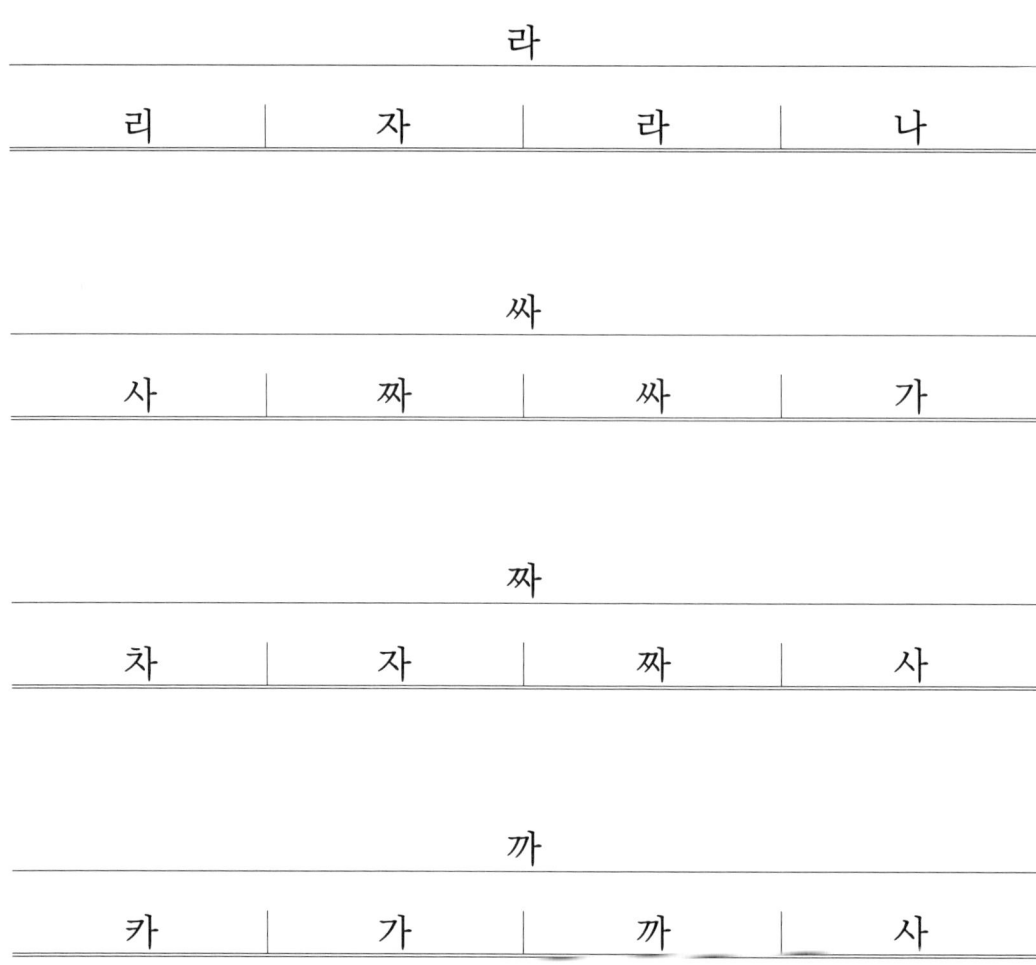

2) 같은 단어 글자 찾기

아이

| 아이 | 아씨 | 오이 |

우유

| 모유 | 우유 | 두유 |

오이

| 오기 | 아이 | 오이 |

이유

| 아이 | 이유 | 사유 |

머리		
머리	거리	매리

가지		
바지	가지	거지

나무		
나물	너무	나무

포도		
포도	수도	효도

바지		
사지	바지	거지

나비		
나비	너비	사비

다리		
다시	자리	다리

아기		
아기	사기	아주

오기		
오리	오기	모기

아빠		
나빠	아까	아빠

이사

| 이사 | 이산 | 미사 |

유리

| 유기 | 유림 | 유리 |

가요

| 가요 | 마요 | 자요 |

바위

| 사위 | 부위 | 바위 |

구이

| 구이 | 구미 | 구리 |

	악기	
막기	알기	악기

	옥수	
온수	목수	옥수

	인사	
신사	인사	익사

	염소	
염소	염도	열도

	안식	
약식	양식	안식

운동		
운동	율동	우동

인삼		
인감	인사	인삼

이발		
이발	이빨	기발

가을		
마을	가을	가글

우물		
그물	유물	우물

오락		
오락	오막	오각

다방		
다발	다방	나방

바람		
바람	사람	보람

미국		
이국	미국	민국

대학		
대학	재학	대항

	단소	
간소	단소	단서

	당구	
안구	망구	당구

	장사	
장사	망사	상사

	방지	
상지	반지	방지

	남자	
남자	암자	난자

단식

간식	단신	단식

동물

동물	곡물	동문

독창

욕창	독창	동창

동상

동상	동산	돌상

남방

남발	난방	남방

3) 음절 쪼개기/나누기

말

| ㅁ | + | | + | ㄹ |

감

| | + | ㅏ | + | ㅁ |

글

| | + | |

손

| | + | |

목

| | + | |

| ㅂ | + | ㅏ | + | ㄹ |

➡ _____

| ㄱ | + | ㅣ | + | ㅁ |

➡ _____

| ㅅ | + | ㅗ | + | ㅁ |

➡ _____

| ㅁ | + | ㅜ | + | ㄹ |

➡ _____

| ㄱ | + | ㅣ | + | ㄹ |

➡ _____

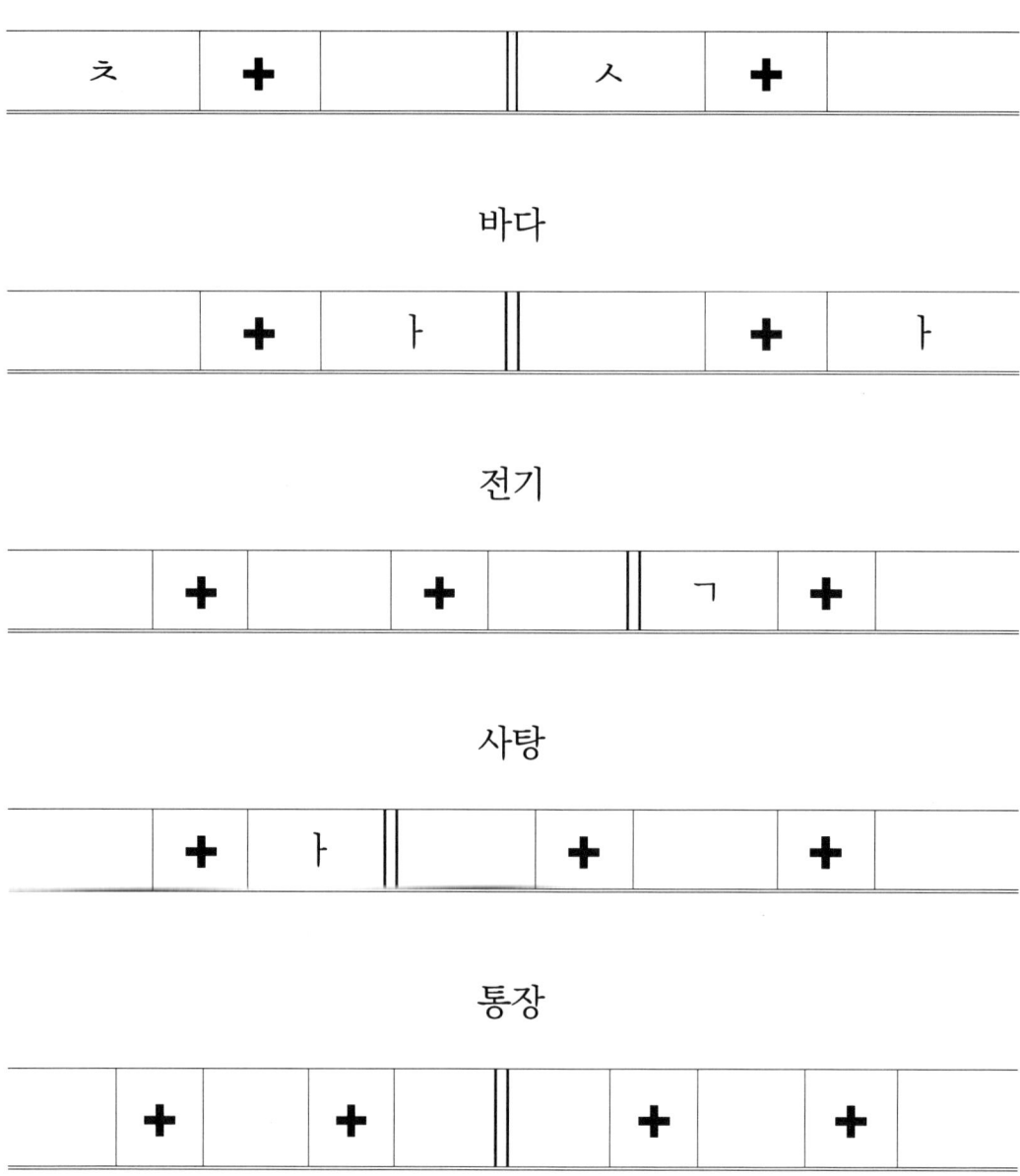

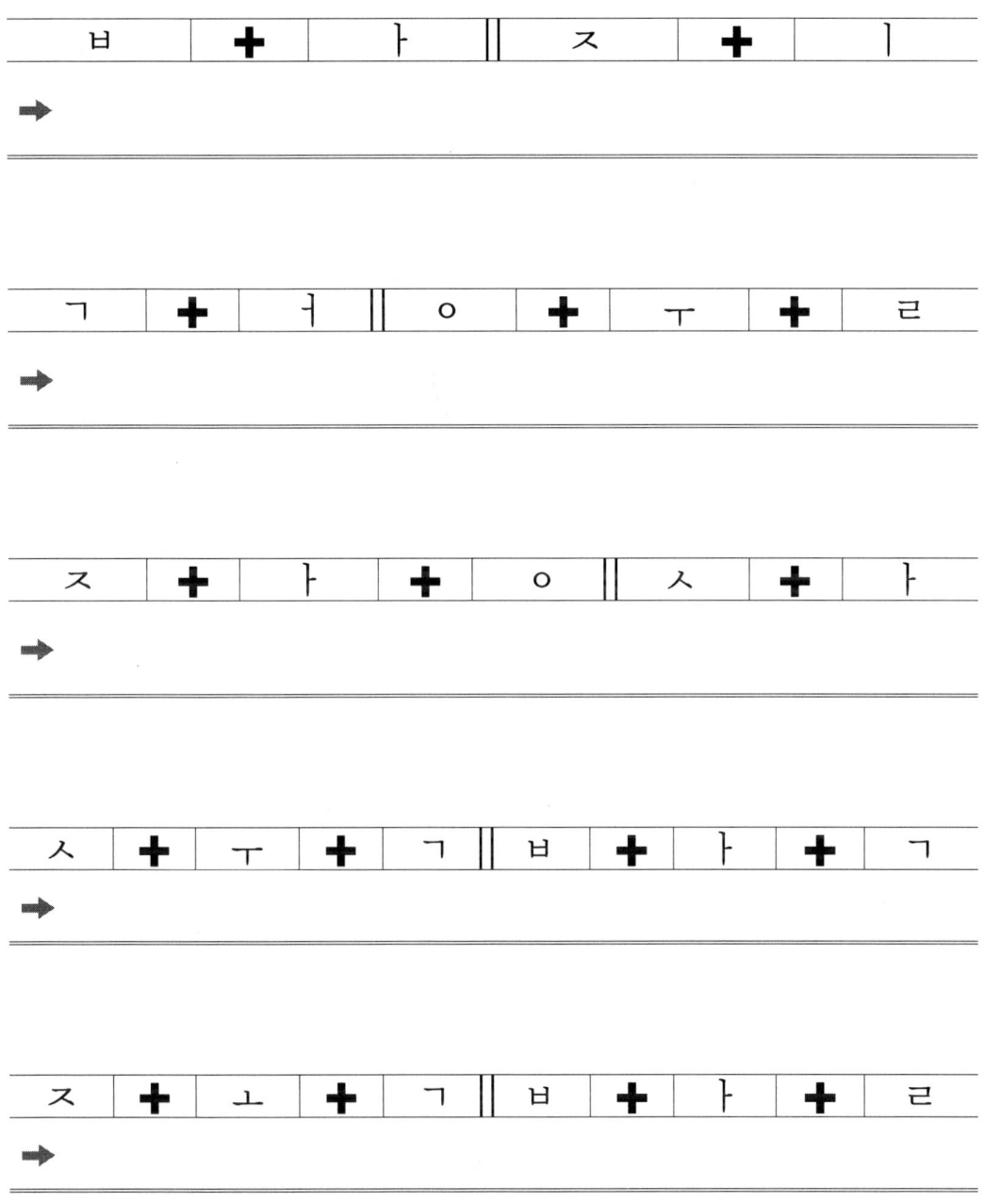

철자 및 단어 인지

4) 같은 음절 채워 넣기

> **TIP** 각 칸에 공통으로 들어가는 글자를 찾아 보고 빠르게 읽어 보세요.

	타	
통		림

	도	
짜		면

```
      태
      극
주  사
```

```
    고
번      기
    기
```

```
  잔
판    리
  리
```

```
  사
까    귀
  귀
```

		개
		나
항	아	

	지	
지		도
	철	

	렁	이
구		
단		

간	호	
		다
		리

	호	
	랑	
고	양	

고	릴	
		디
		오

청소기

걸레

라디오

청소기

태권도

면기

야구선수

가로

해바라기

드라마

할아버지

강아지

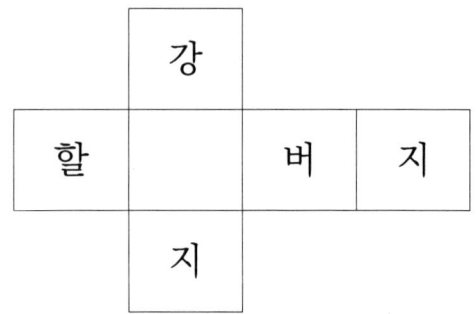

			청						오		
			소						렌		
쓰	레			통		편			봉	투	

		짜						선		
만	리		성		단			나	무	
		면					기			

		배						옥		
꽃	바		니		허			아	비	
		공					수			

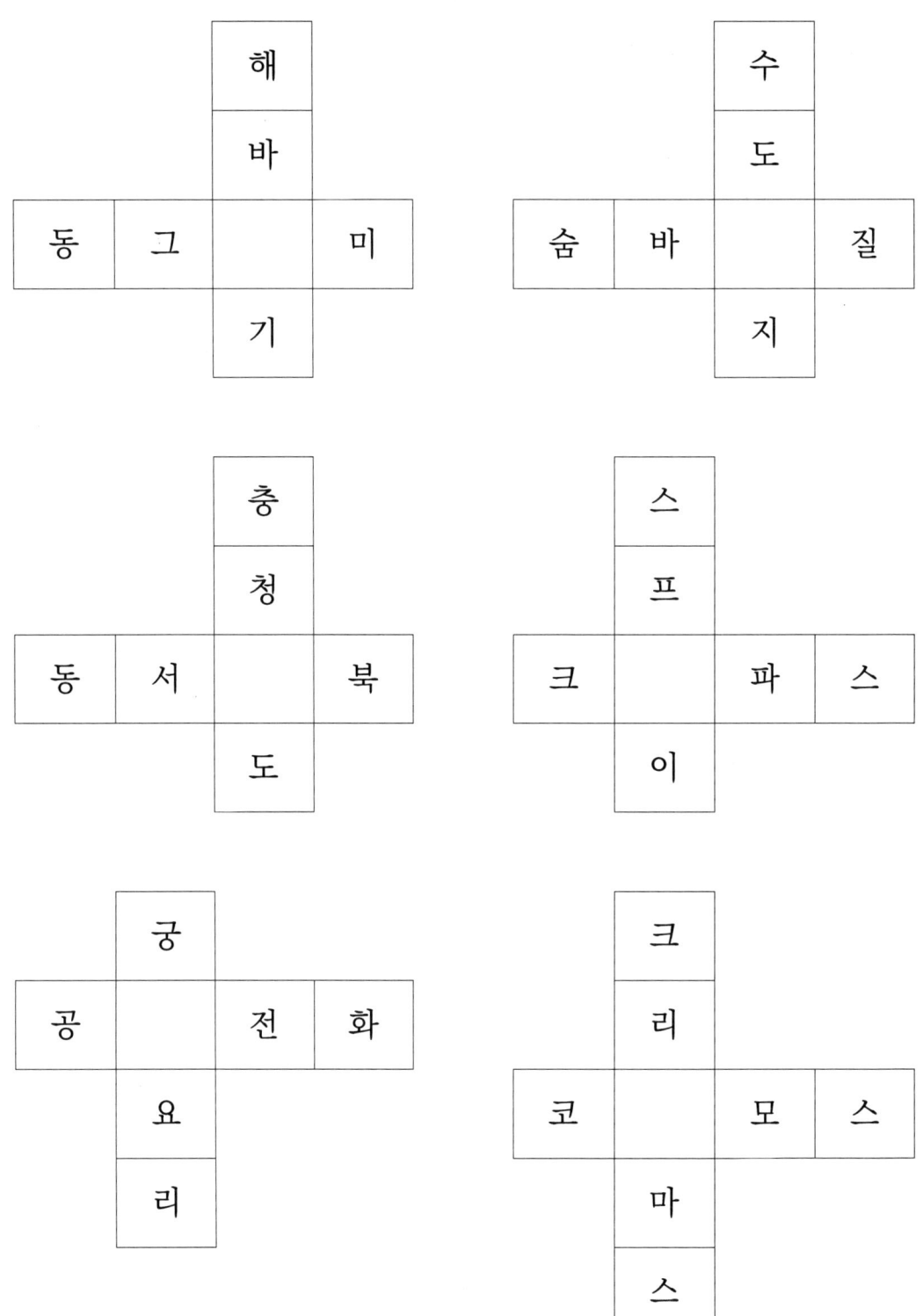

2
명사 이해/
산출

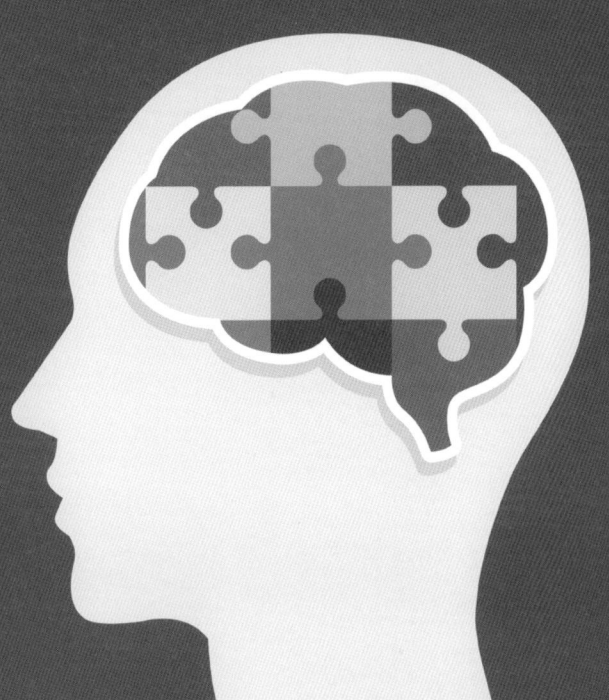

1) 동작 이해하여 명사 - 그림 맞추기

TIP 명사와 동사를 연결하여 읽고 말하기 후 그림을 찾아보세요.

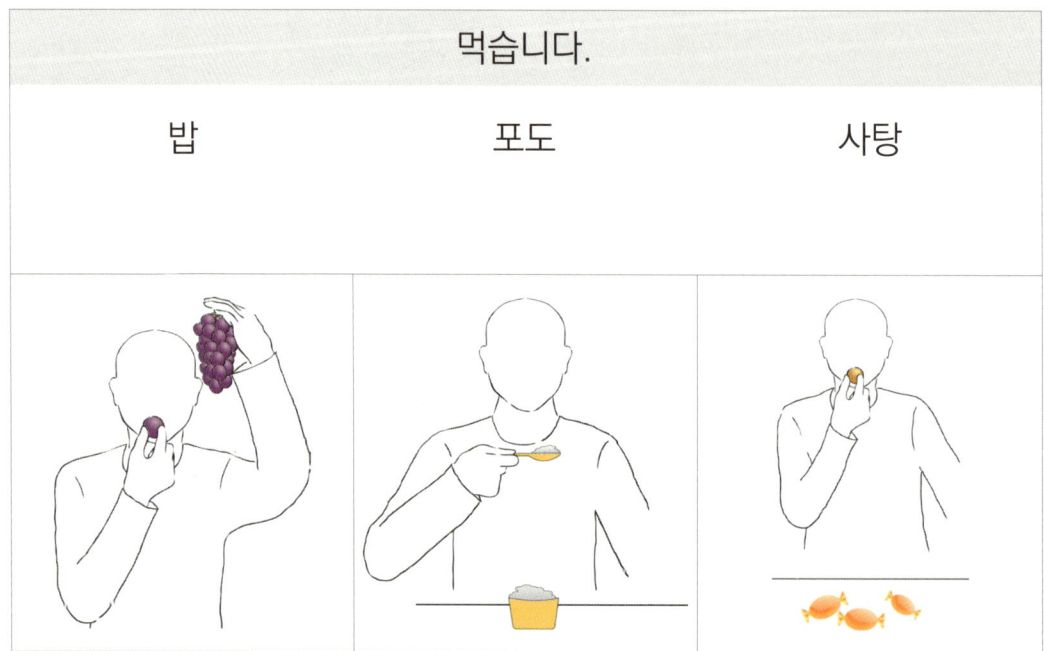

	먹습니다.	
밥	포도	사탕

탑니다.

| 배 | 버스 | 자전거 |

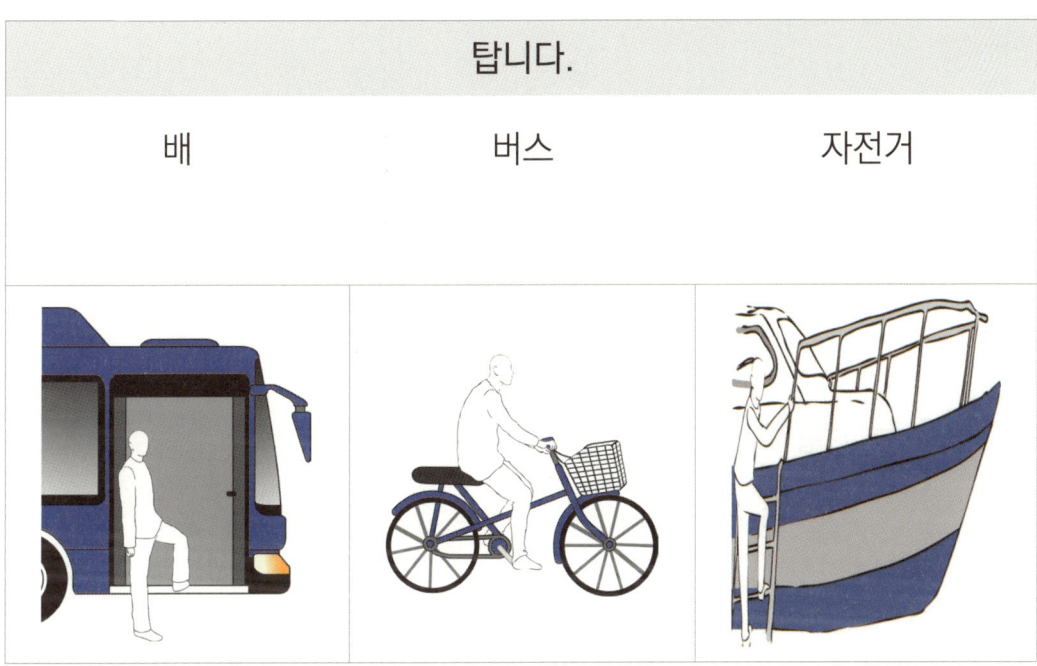

자릅니다.

| 수박 | 머리 | 종이 |

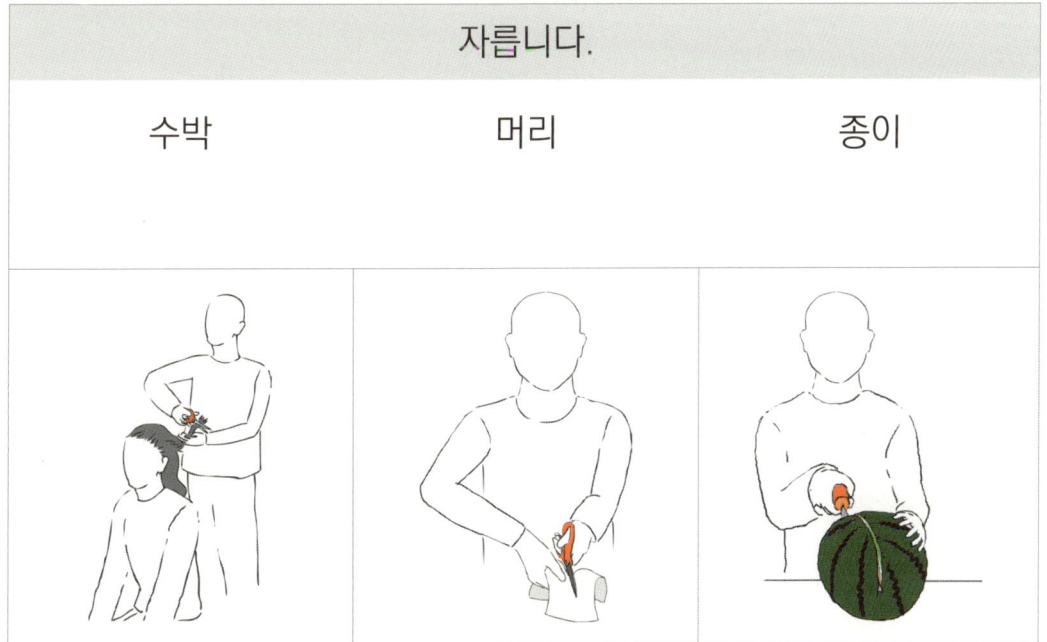

앉습니다.		
침대	의자	변기

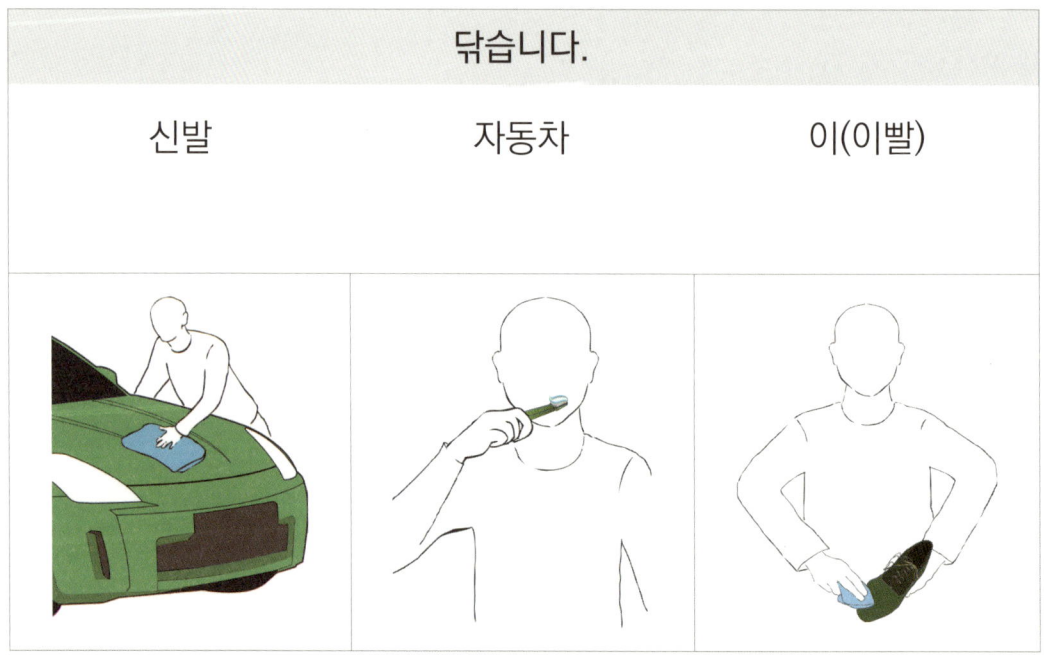

닦습니다.		
신발	자동차	이(이빨)

깹니다.		
거울	창문	컵

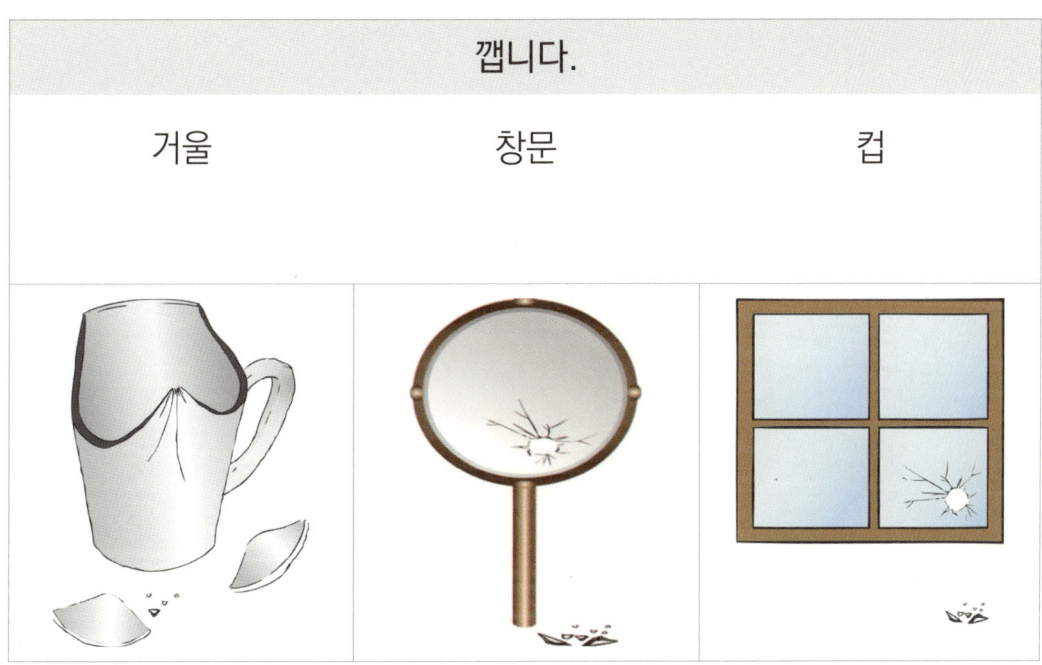

닦습니다.		
이(이빨)	신발	자동차

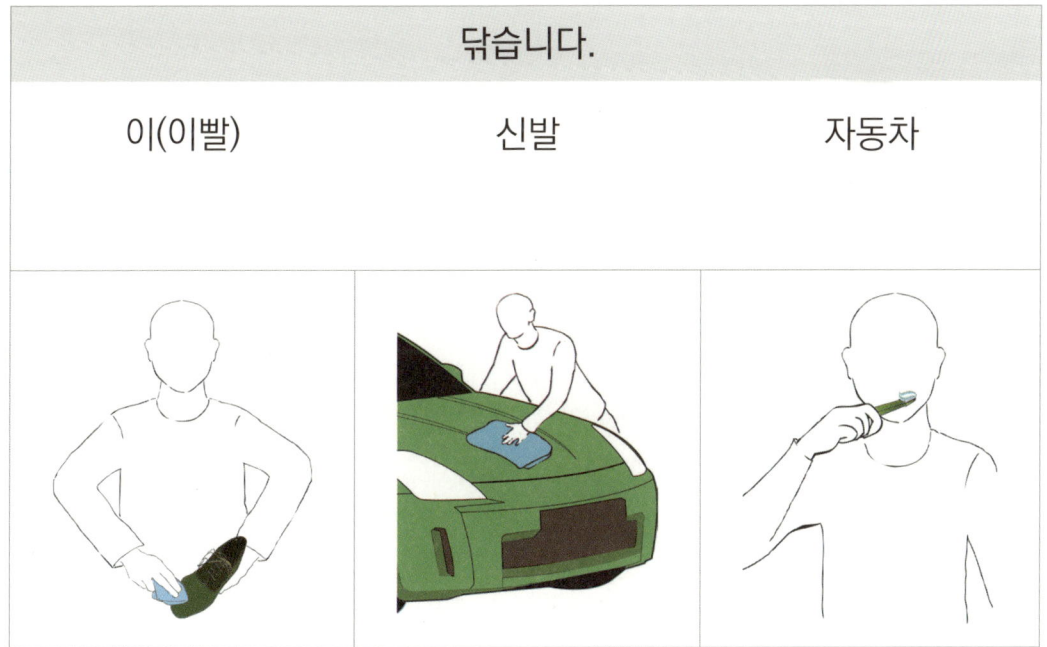

탑니다.		
자전거	배	버스

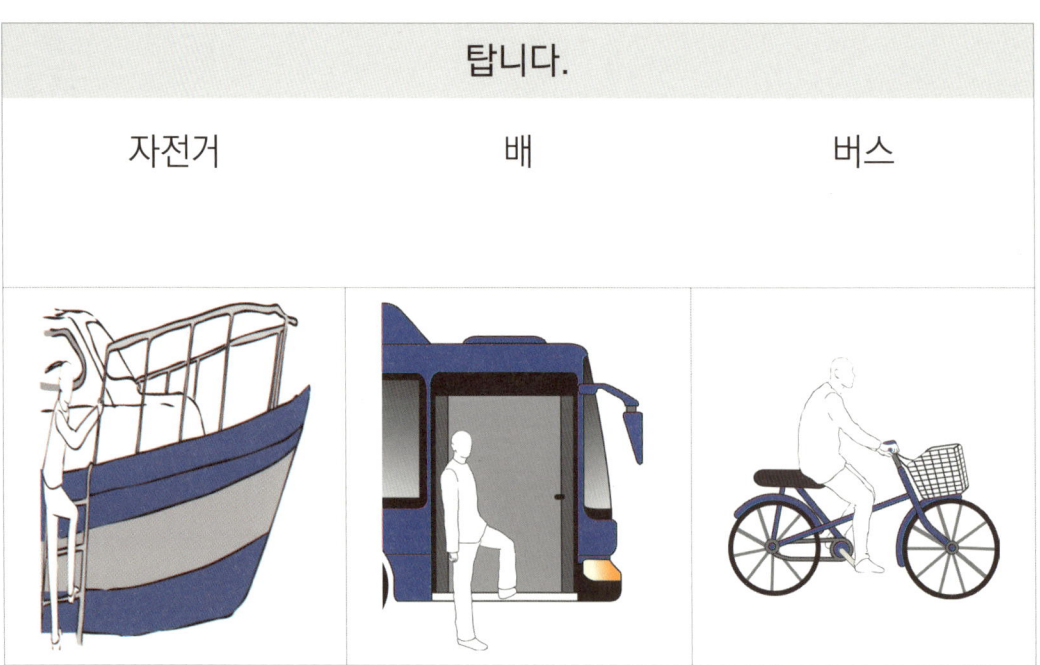

깹니다.		
컵	거울	창문

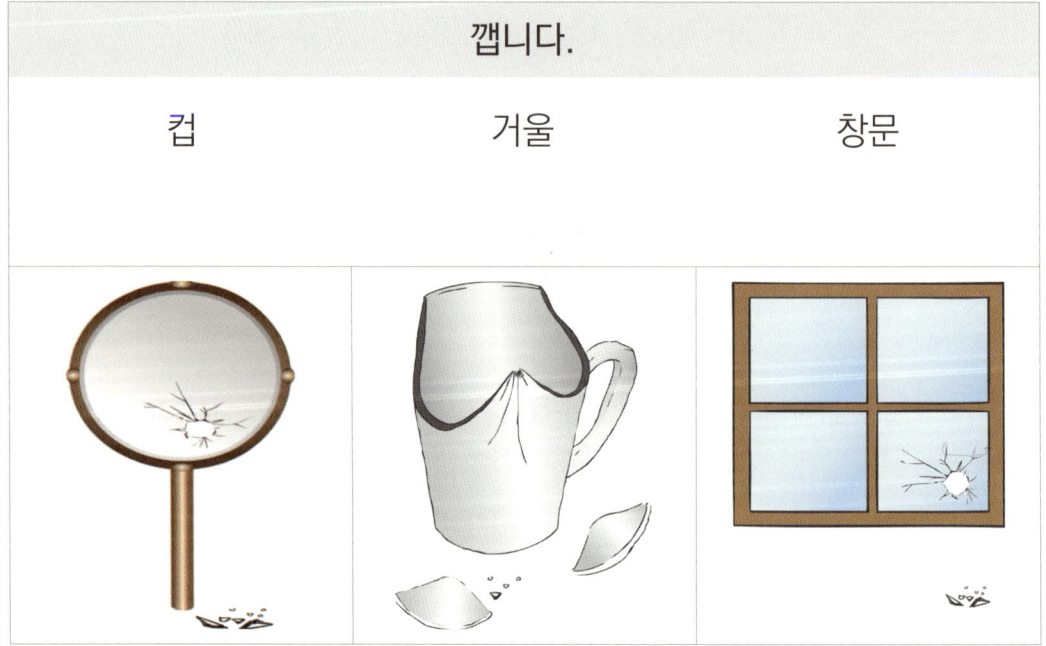

묶습니다.		
신발	머리	상자

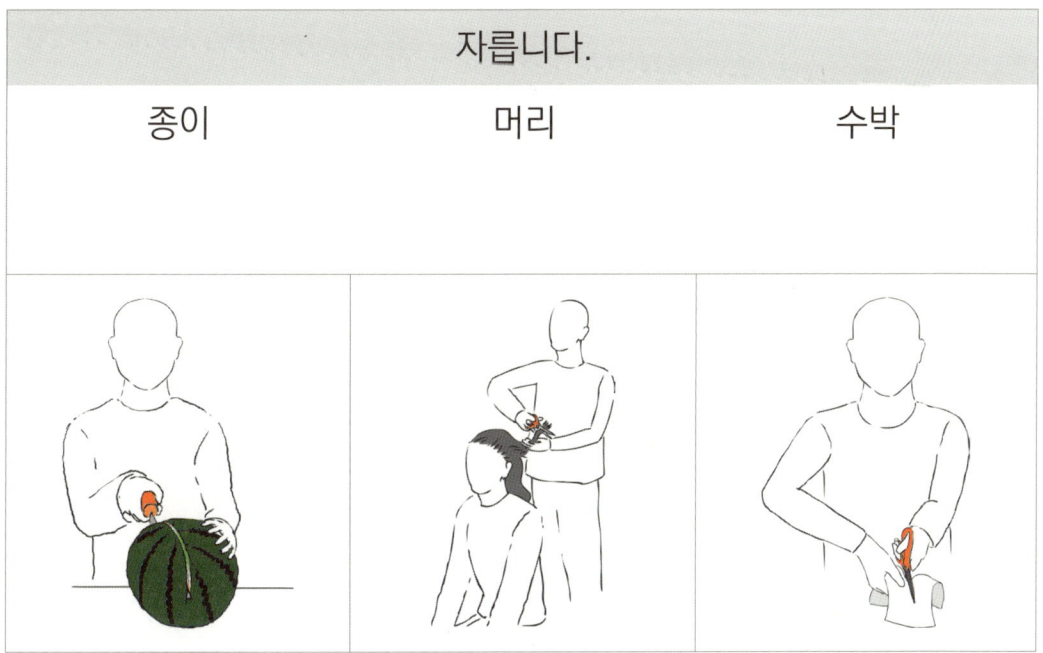

자릅니다.		
종이	머리	수박

먹습니다.

| 포도 | 밥 | 사탕 |

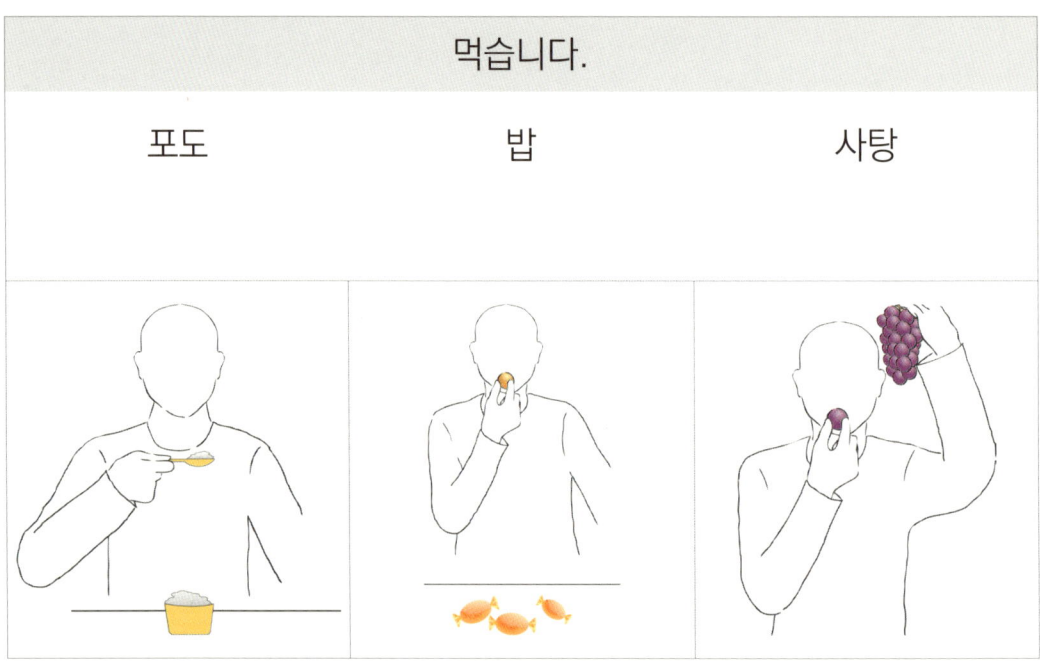

묶습니다.

| 상자 | 신발 | 머리 |

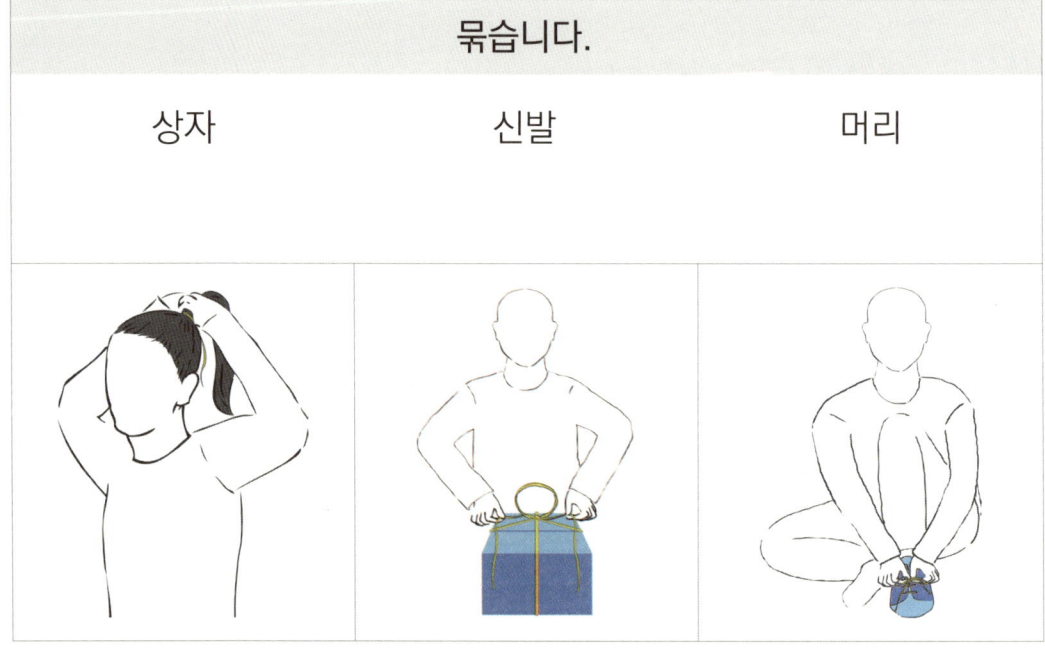

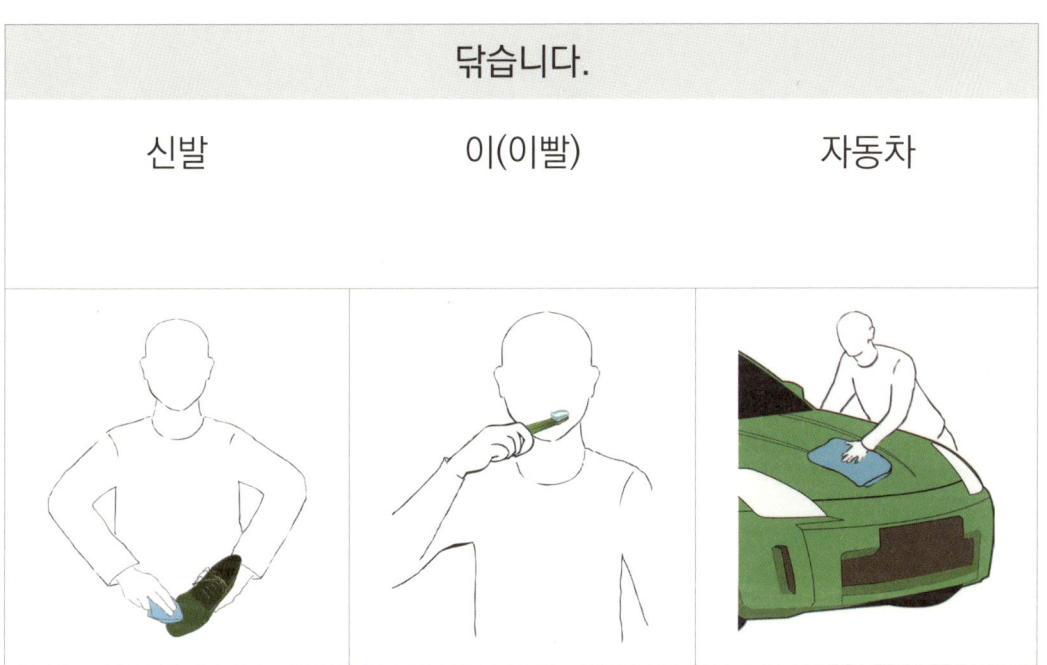

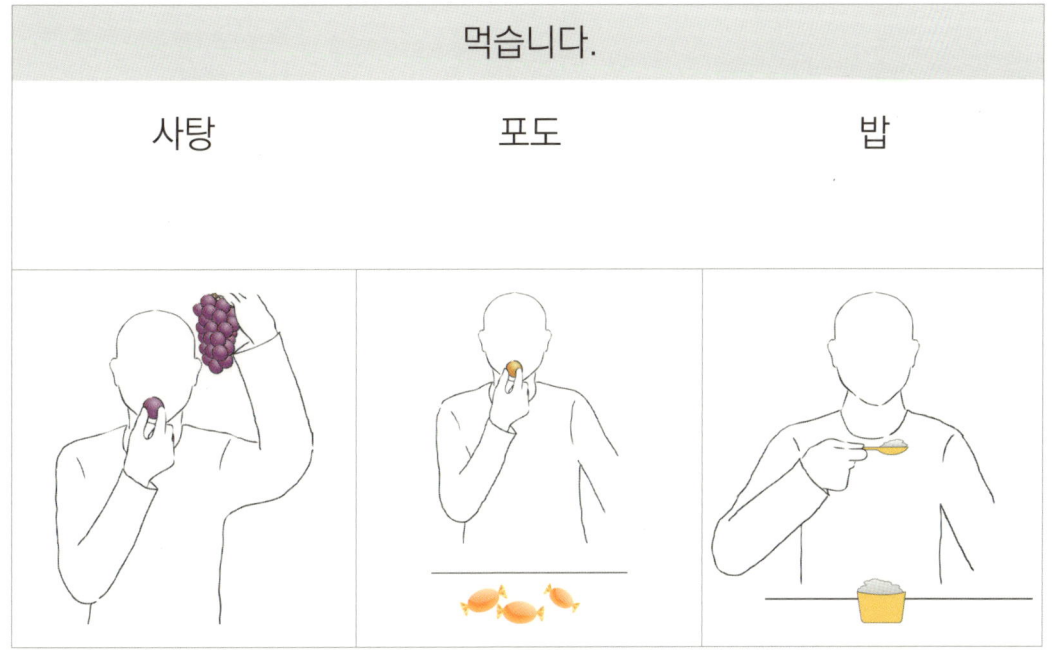

앉습니다.		
변기	침대	의자

탑니다.		
버스	자전거	배

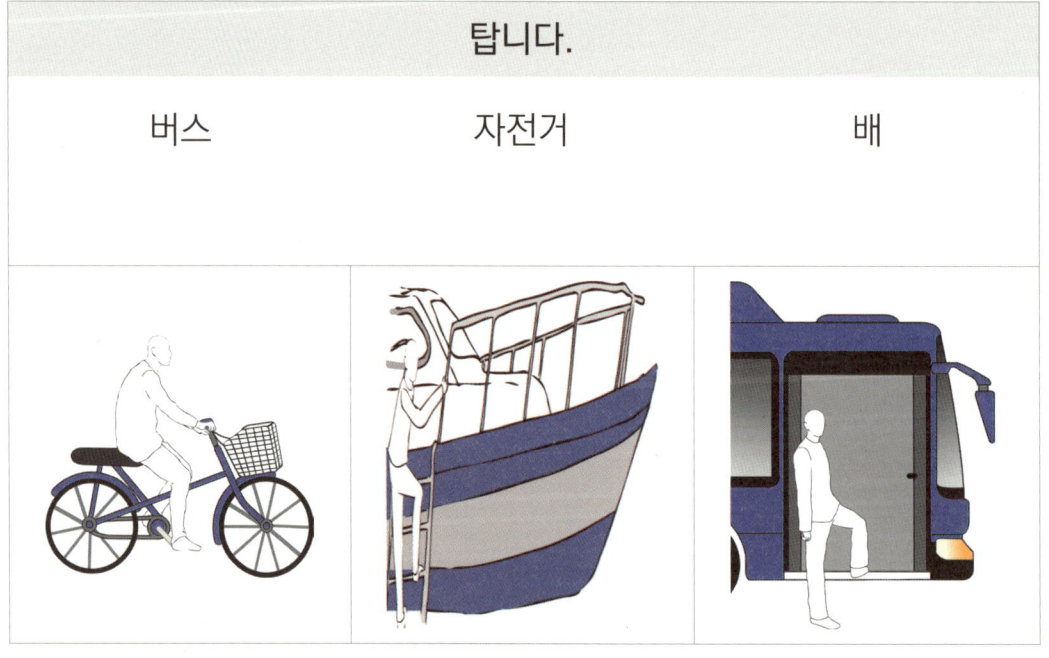

자릅니다.		
머리	종이	수박

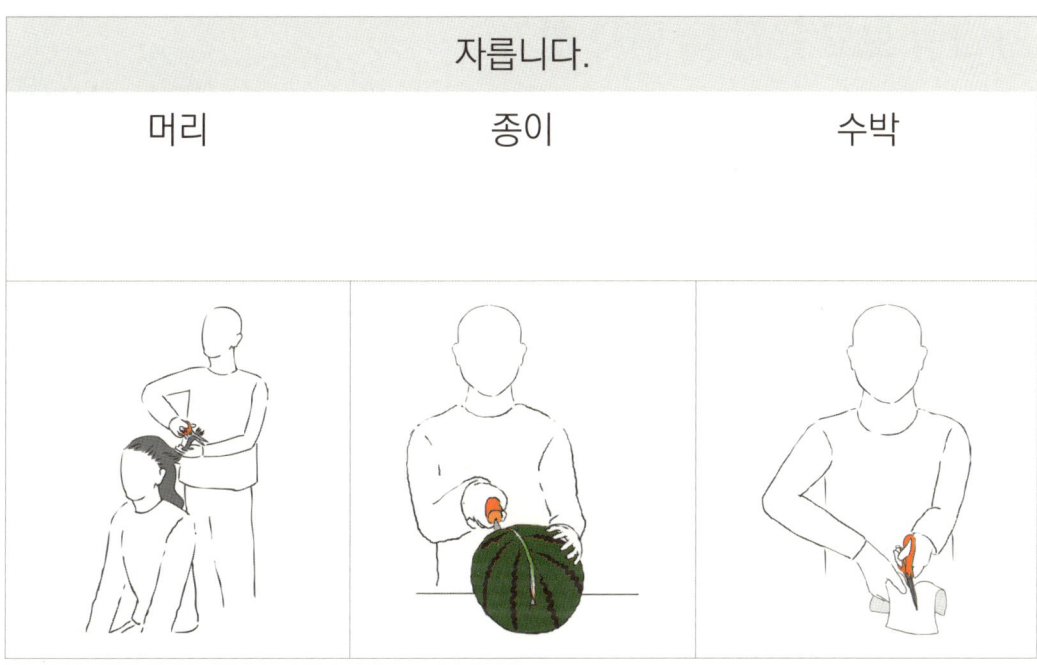

깹니다.		
창문	컵	거울

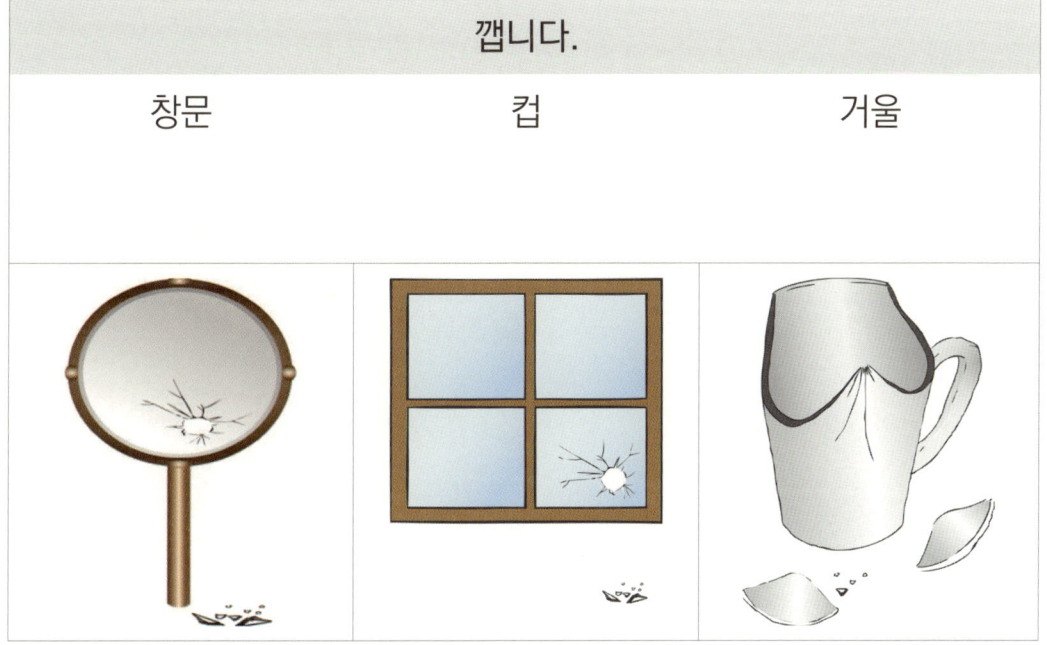

2) 그림 보고 문장 내 명사 찾기

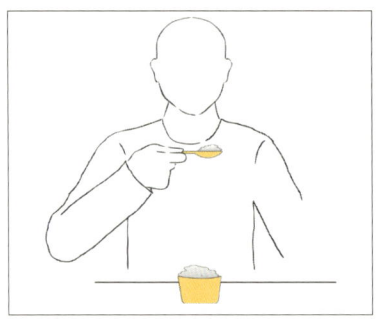

1. 밥을 먹습니다.
2. 포도를 먹습니다.
3. 사탕을 먹습니다.

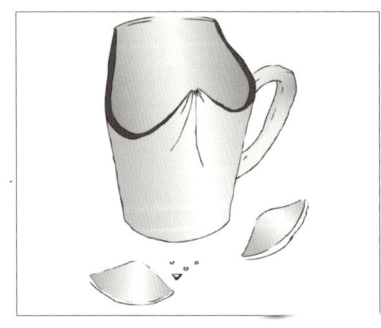

1. 창문을 깹니다.
2. 컵을 깹니다.
3. 거울을 깹니다.

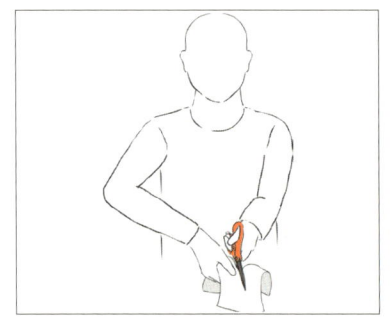

1. 머리를 자릅니다.
2. 수박을 자릅니다.
3. 종이를 자릅니다.

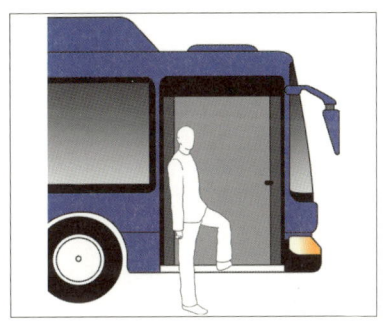

1. 배를 탑니다.
2. 버스를 탑니다.
3. 자전거를 탑니다.

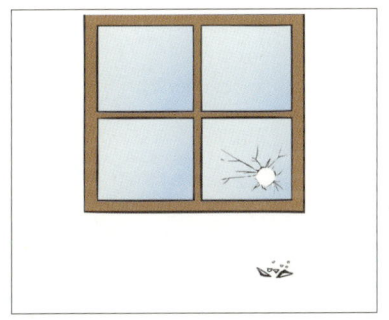

1. 창문을 깹니다.
2. 거울을 깹니다.
3. 컵을 깹니다.

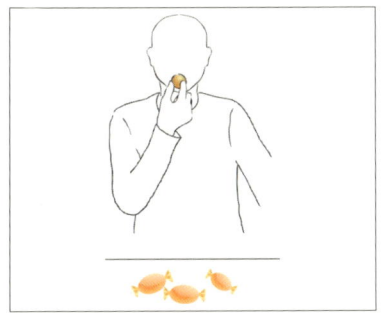

1. 포도를 먹습니다.
2. 밥을 먹습니다.
3. 사탕을 먹습니다.

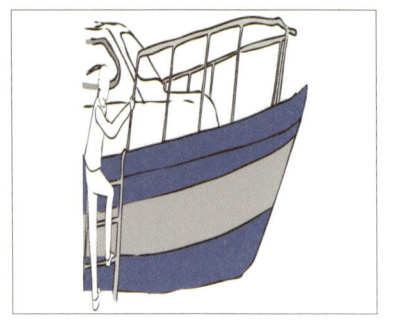

| 1. 배를 탑니다. |
| 2. 버스를 탑니다. |
| 3. 자전거를 탑니다. |

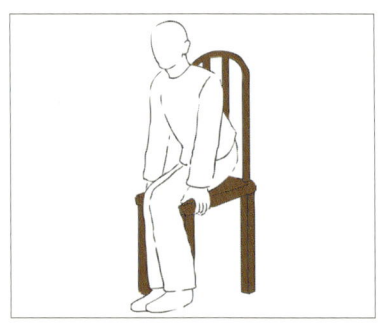

| 1. 의자에 앉습니다. |
| 2. 변기에 앉습니다. |
| 3. 침대에 앉습니다. |

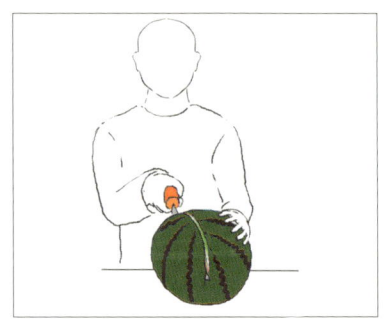

| 1. 종이를 자릅니다. |
| 2. 수박을 자릅니다. |
| 3. 머리를 자릅니다. |

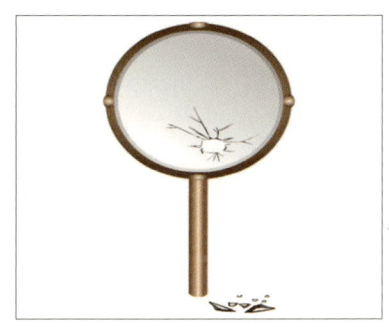

1. 창문을 깹니다.
2. 컵을 깹니다.
3. 거울을 깹니다.

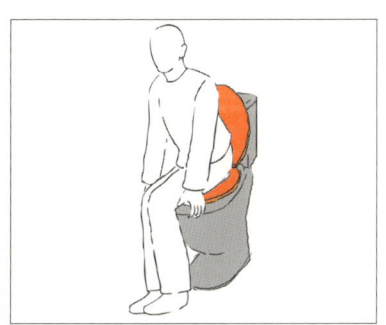

1. 변기에 앉습니다.
2. 의자에 앉습니다.
3. 침대에 앉습니다.

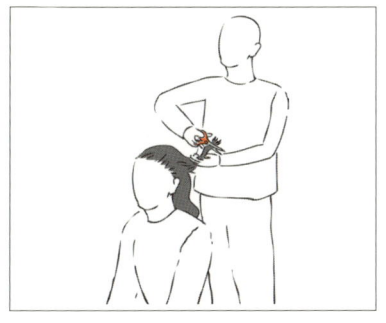

1. 종이를 자릅니다.
2. 수박을 자릅니다.
3. 머리를 자릅니다.

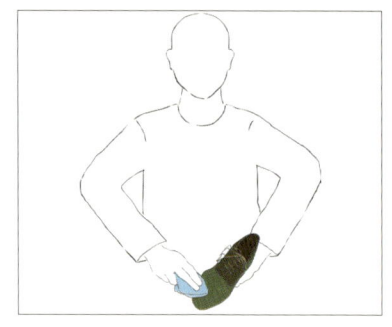

1. 자동차를 닦습니다.
2. 신발을 닦습니다.
3. 이(이빨)를 닦습니다.

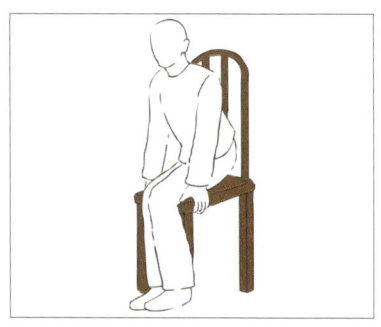

1. 의자에 앉습니다.
2. 변기에 앉습니다.
3. 침대에 앉습니다.

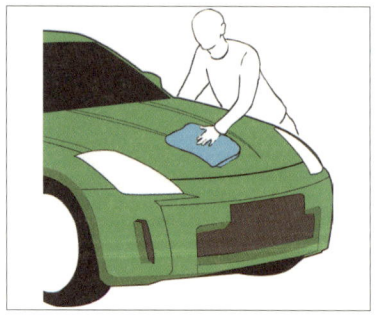

1. 이(이빨)를 닦습니다.
2. 신발을 닦습니다.
3. 자동차를 닦습니다.

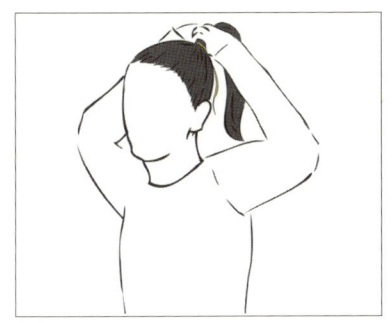

| 1. 머리를 묶습니다. |
| 2. 상자를 묶습니다. |
| 3. 신발을 묶습니다. |

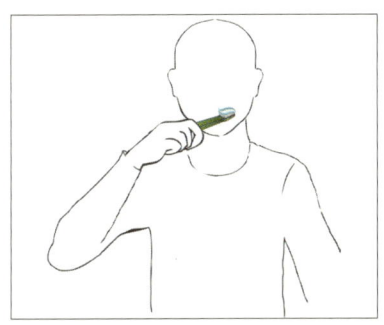

| 1. 이(이빨)를 닦습니다. |
| 2. 자동차를 닦습니다. |
| 3. 신발을 닦습니다. |

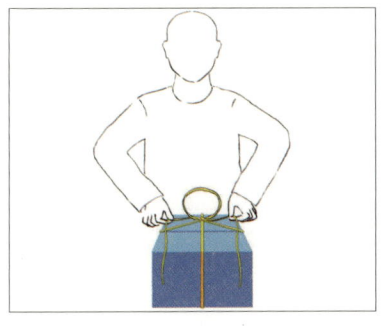

| 1. 신발을 묶습니다. |
| 2. 상자를 묶습니다. |
| 3. 머리를 묶습니다. |

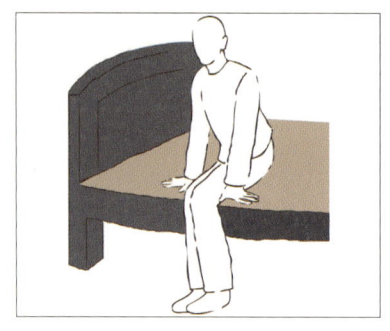

1. 변기에 앉습니다.

2. 의자에 앉습니다.

3. 침대에 앉습니다.

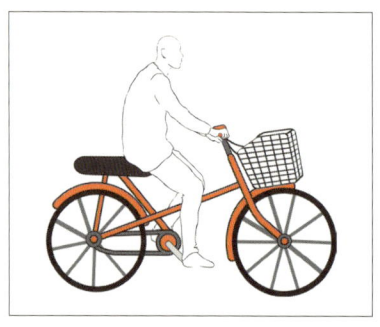

1. 배를 탑니다.

2. 버스를 탑니다.

3. 자전거를 탑니다.

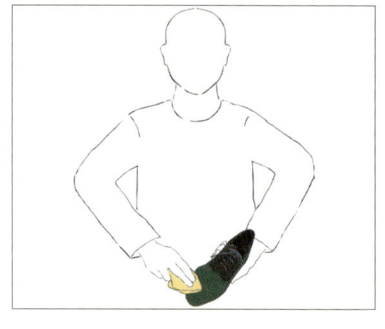

1. 자동차를 닦습니다.

2. 신발을 닦습니다.

3. 이(이빨)를 닦습니다.

3) 그림 보고 명사 찾아 문장으로 산출

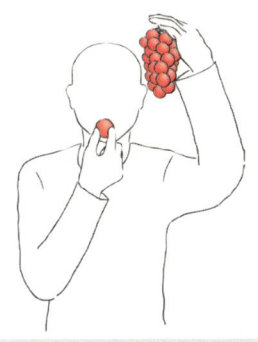

(　　)를 먹습니다.

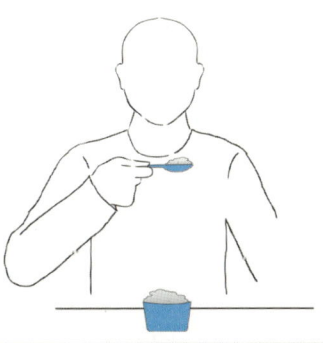

(　　)을 먹습니다.

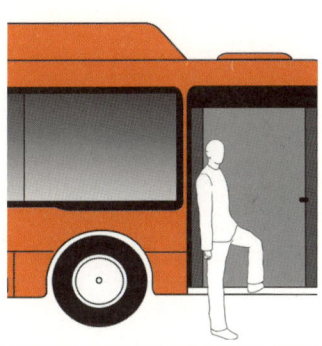

(　　)를 탑니다.

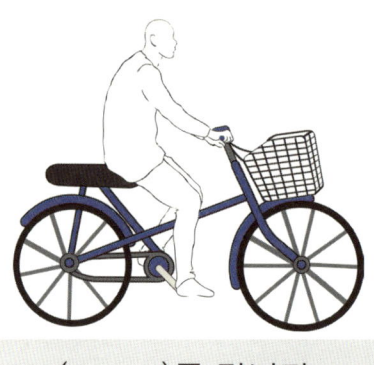

(   )를 탑니다.

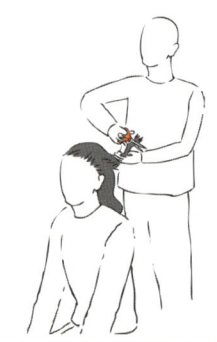

(   )를 자릅니다.

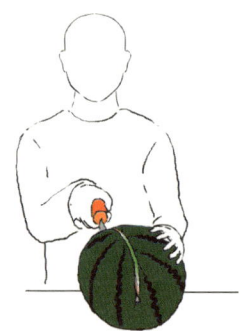

(   )을 자릅니다.

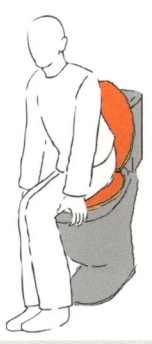

(　)에 앉습니다.

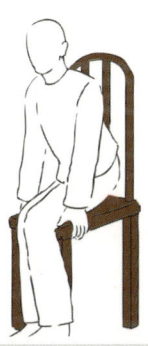

(　)에 앉습니다.

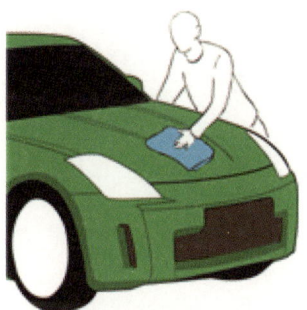

(　)를 닦습니다.

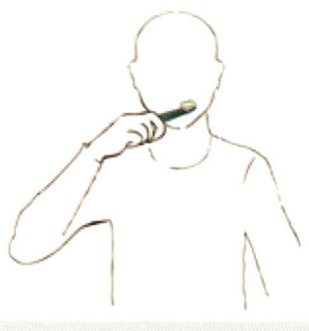

(　)를 닦습니다.

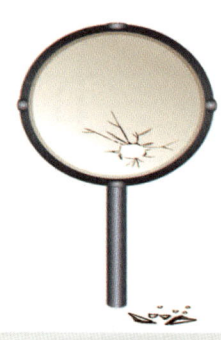

(　)을 깹니다.

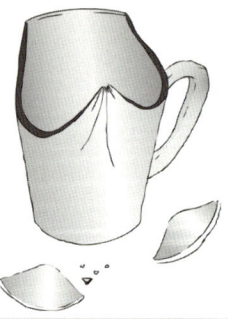

(　)을 깹니다.

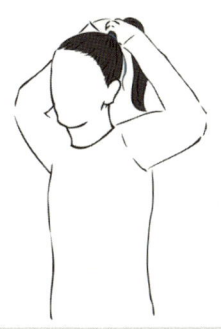

(　)를 묶습니다.

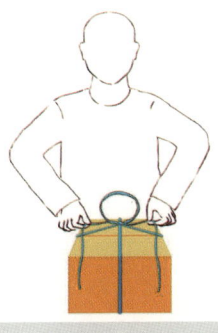

(　)를 묶습니다.

4) 동사 보고 연관되는 명사 찾기

( ) - 먹는다.

사과　　　　　가위　　　　　도마

( ) - 자르다.

의자　　　　　종이　　　　　망치

( ) - 묶다.

줄　　　　　빵　　　　　눈

( ) - 깨진다.

냄비　　　　　나무　　　　　창문

( ) - 빗다.

머리　　　　　다리　　　　　시계

( ) - 앉는다.		
티비	의자	책상

( ) - 탄다.		
의자	수박	자동차

( ) - 닦는다.		
치마	식탁	잔디

( ) - 버린다.		
청소부	쓰레기	손가락

( ) - 쏜다.		
수건	경찰	권총

( ) - 읽는다.		
책	술	길

( ) - 던지다.

| 글러브 | 소나무 | 야구공 |

( ) - 밀다.

| 바나나 | 유모차 | 레미콘 |

( ) - 불다.

| 단추 | 입술 | 피리 |

( ) - 그린다.

| 색 | 그림 | 공기 |

( ) - 씻는다.

| 손 | 담배 | 장갑 |

| ( ) - 끄다. |

연기　　　　　연필　　　　　촛불

| ( ) - 올라간다. |

자동차　　　　　사다리　　　　　구름

| ( ) - 쓰다. |

글씨　　　　　그림　　　　　양말

| ( ) - 입는다. |

침대　　　　　바지　　　　　신발

| ( ) - 찬다. |

경기장　　　　　축구공　　　　　핸드폰

3

범주어 이해

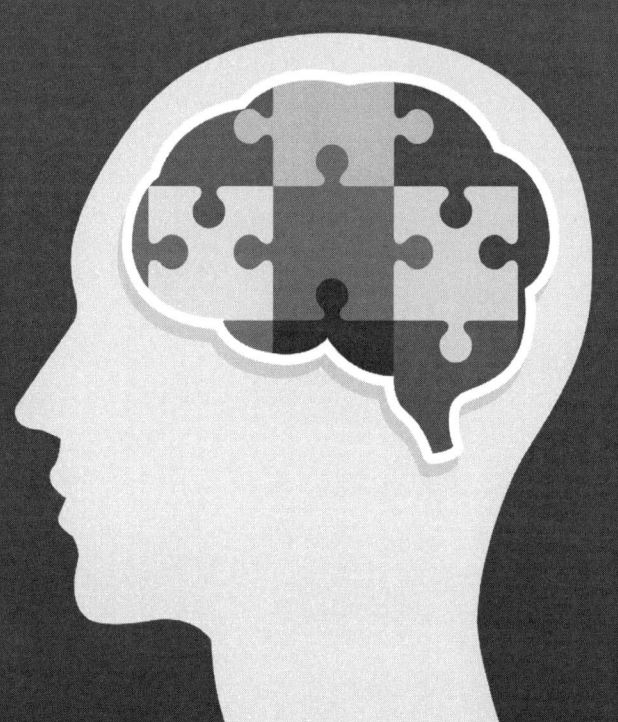

1) 지각적 분류

TIP 왼쪽과 같은 분류를 최대한 빠르게 찾아보세요.

토마토	사과	( )		딸기	양말	돼지
버스	택시	( )		포크	기차	가위
사자	호랑이	( )		참새	축구	치타
참새	비둘기	( )		까치	필통	의자
축구	농구	( )		연필	휴지	야구
맥주	소주	( )		양주	수건	행주
장미	튤립	( )		자동차	민들레	냉장고
빌딩	아파트	( )		빌라	신발	모자
첼로	바이올린	( )		장구	기타	수건
고등어	참치	( )		커피	시계	조기

2) 주제적 분류

자동차 ( )	신호등	호랑이	신발장
원숭이 ( )	옥수수	바나나	지우개
칼 ( )	마차	도시	도마
주전자 ( )	김	컵	길
벌 ( )	꿀	물	술
연필 ( )	지우개	지렁이	아버지
거미 ( )	아파트	줄넘기	거미줄
낙타 ( )	사랑	사막	수박
젖소 ( )	우유	아이	우비
당근 ( )	토끼	타조	미끼
칫솔 ( )	악어	치약	한약
빵 ( )	숨	뱀	쨈
결혼 ( )	스위스	하우스	드레스
색소폰 ( )	휴지	재즈	재미
냄비 ( )	국자	미국	국기

3) 분류적 분류

고양이 ( )		사자	효자	가구
벌 ( )		요리	파리	바지
숟가락 ( )		도어락	갈치젓	젓가락
연필 ( )		축구	볼펜	펜싱
도마 ( )		국자	국기	미국
설탕 ( )		소금	악기	침대
검도 ( )		울릉도	태권도	태극기
왕 ( )		수영장	영양소	대통령
수영 ( )		골프	치약	시골
외투 ( )		이마	치마	기타
개 ( )		아리랑	지렁이	호랑이
기차 ( )		배	새	개
당근 ( )		배구	대구	배추
대패 ( )		도망	망치	상추
장난감 ( )		인성	형제	인형

4) 단어 보고 상위 범주 찾기

호랑이, 고양이, 비둘기

동물	조류(나는 것)

키위, 바나나, 사과

주방	과일

자전거, 기차, 비행기

굴러 가는 것	탈것

피자, 된장국, 김치

음식	식물

연필, 지우개, 공책

읽는 것	공부하는 것

| 도마, 국자, 냄비 |

| 주방 | 채소 |

| 비둘기, 비행기, 독수리 |

| 나는 것 | 타는 것 |

| 돼지고기, 소고기, 닭고기 |

| 파충류 | 육류 |

| 상추, 가지, 오이 |

| 긴 모양 | 채소 |

| 갈치, 멸치, 연어 |

| 생선 | 부엌 |

| 침대, 책상, 옷장 |

| 공부 | 가구 |

| 선생님, 요리사, 경찰관 |

| 직업 | 주방 |

| 냉장고, 에어컨, 세탁기 |

| 가전제품 | 청소 |

| 장미, 코스모스, 상추 |

| 채소 | 식물 |

| 청소기, 걸레, 쓰레받기 |

| 청소 | 기계 |

5) 단어 보고 오른쪽 보기 중 관련 없는 단어 찾기

자동차 →	신호등, 건널목, 도로, 차키, 대교, 어린이
부엌 →	칼, 앞치마, 도마 침대, 냉장고, 냄비
원숭이 →	바나나, 동물원, 수족관 꼬리, 나무, 서커스
학교 →	책상, 운동장, 칠판 가방, 교복, 올림픽
병원 →	주사, 소방관, 약 수술, 의사, 응급실

청소	→	빗자루,　물걸레,　수영장 종량제,　쓰레기통,　먼지
여름	→	수영,　코트,　선풍기, 에어컨,　얼음,　계곡
군인	→	휴가,　탱크,　군복 전쟁,　지우개,　총
바다	→	유람선,　항구,　가위 고래,　무인도,　어부
결혼	→	드레스,　예식장,　신혼여행 병원,　축의금,　턱시도

4
동사 이해

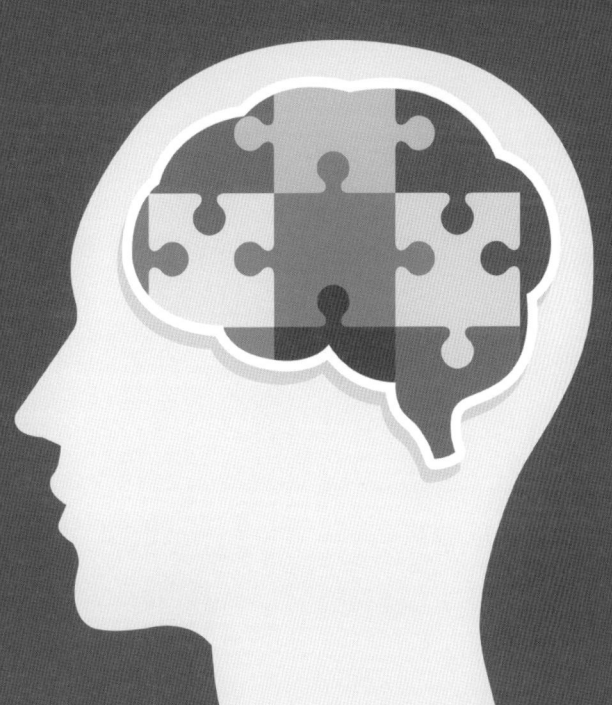

1) 명사 이해하여 동작 - 그림 맞추기

TIP 명사와 함께 동사까지 읽고 말하기 후 빠르게 찾아보세요.

수박을 -		
먹습니다.	듭니다.	자릅니다.

신발을 -		
닦습니다.	버립니다.	묶습니다.

의자를 -		
듭니다.	밉니다.	만듭니다.

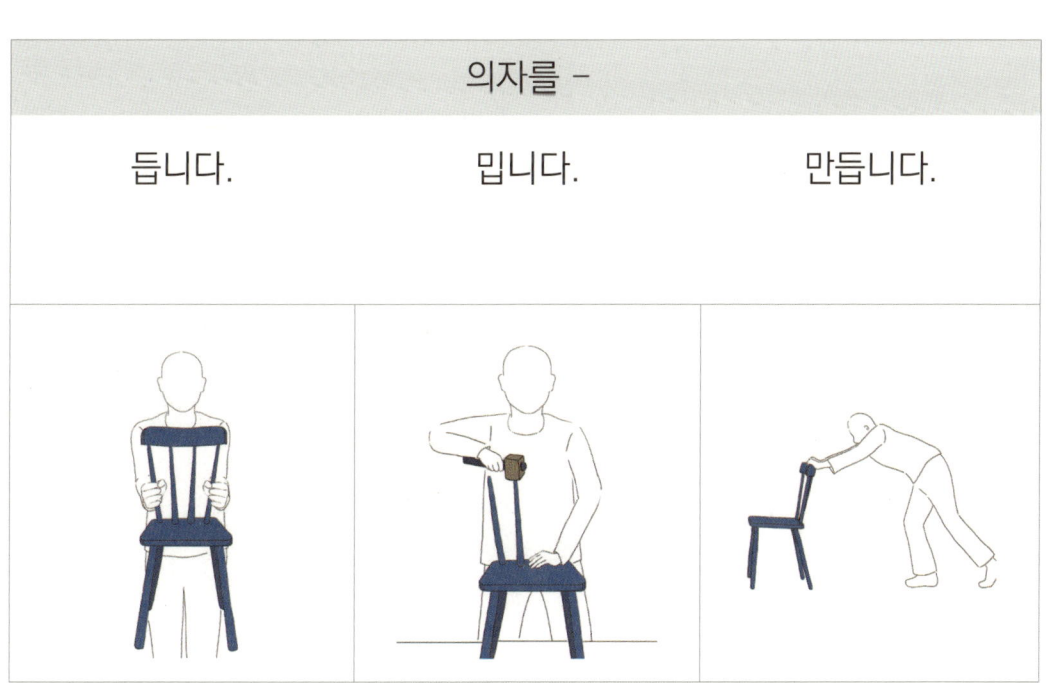

안경을 -		
깹니다.	씁니다.	그립니다.

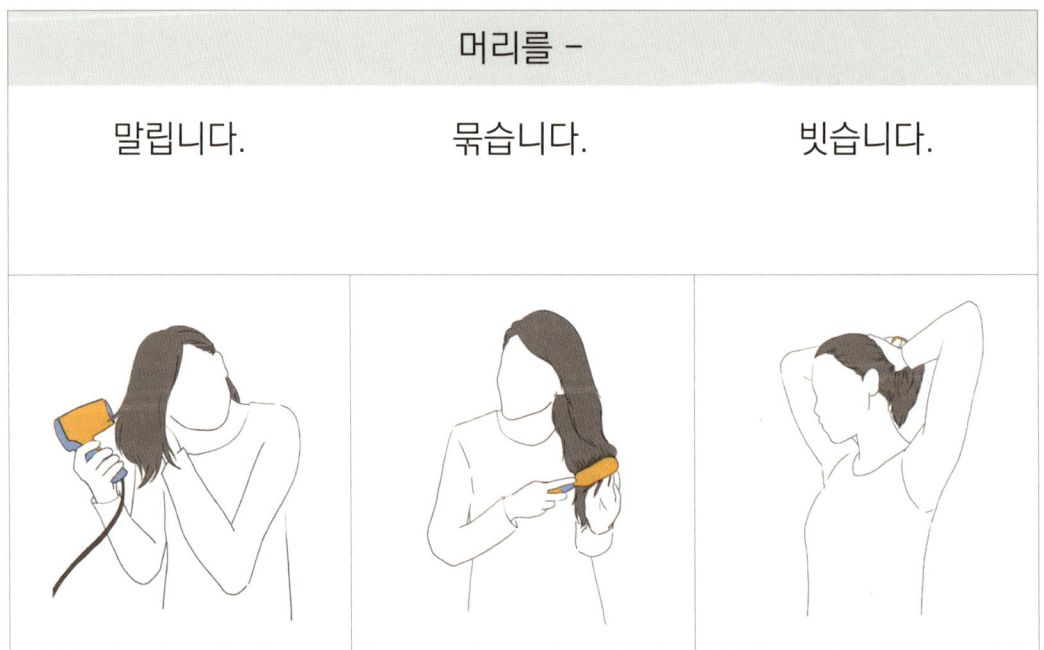

머리를 -		
말립니다.	묶습니다.	빗습니다.

옷을 -		
입습니다.	빱니다.	넙니다.

수박을 -		
자릅니다.	듭니다.	먹습니다.

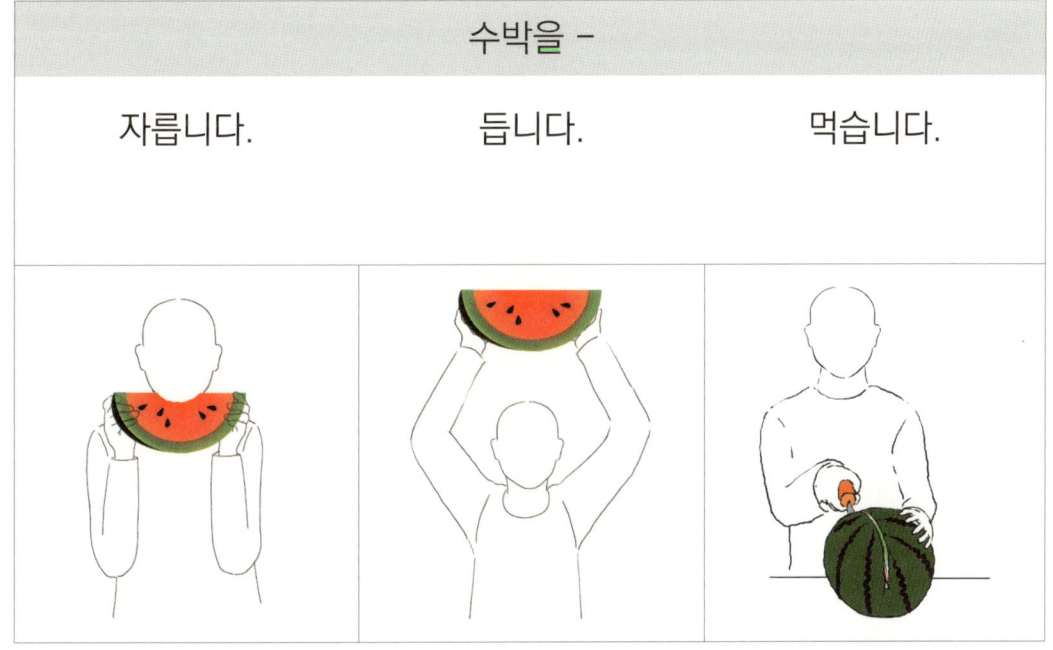

의자를 -		
만듭니다.	밉니다.	듭니다.

옷을 -		
넙니다.	빱니다.	입습니다.

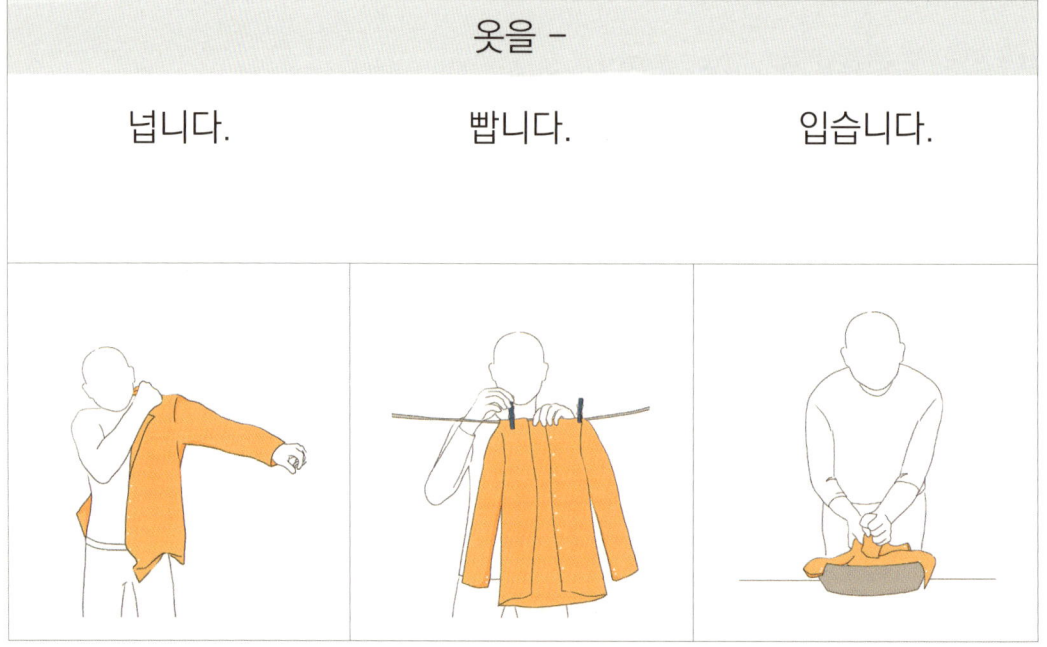

안경을 –		
씁니다.	깹니다.	그립니다.

신발을 –		
묶습니다.	닦습니다.	버립니다.

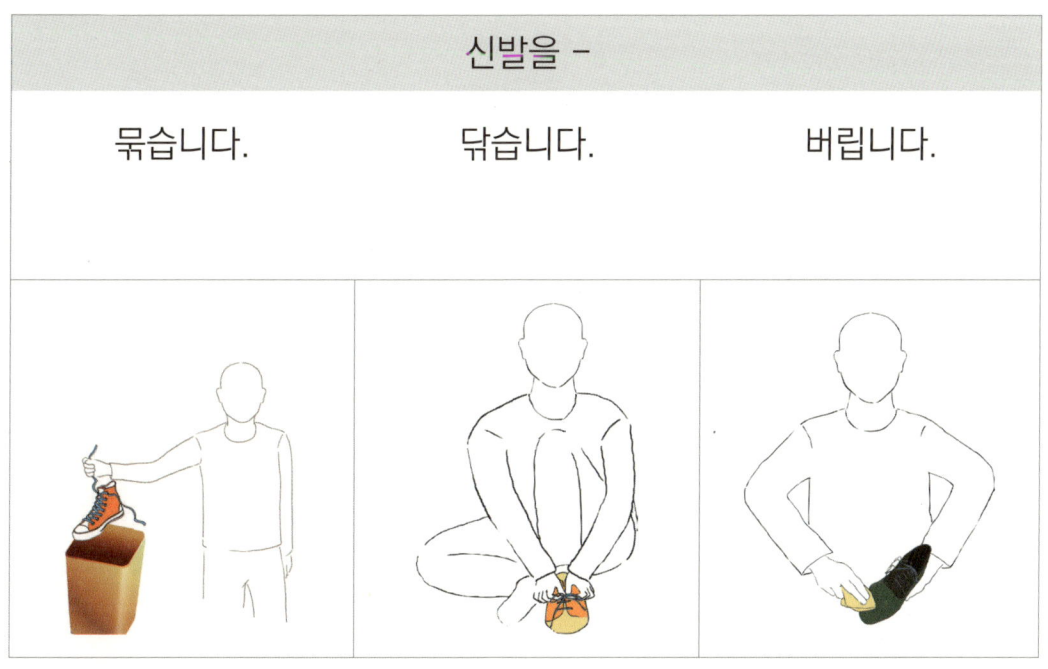

머리를 -		
말립니다.	빗습니다.	묶습니다.

2) 그림 보고 문장 내 동작어 찾기

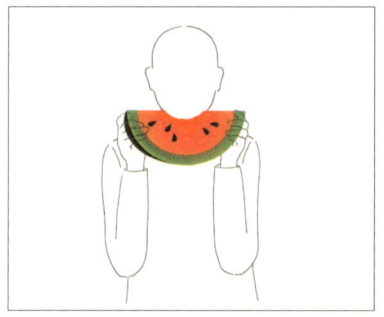

1. 수박을 먹습니다.
2. 수박을 팝니다.
3. 수박을 자릅니다.

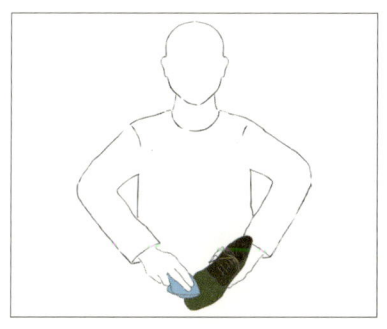

1. 신발을 신습니다.
2. 신발을 닦습니다.
3. 신발을 묶습니다.

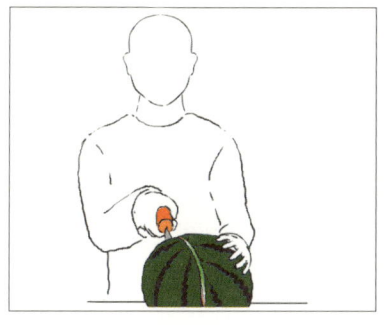

1. 수박을 자릅니다.
2. 수박을 듭니다.
3. 수박을 먹습니다.

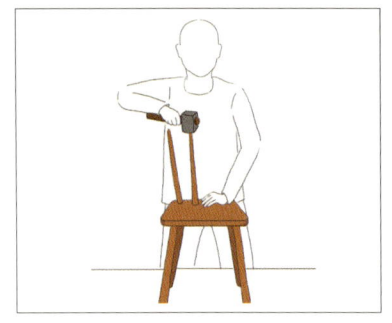

1. 의자를 팝니다.

2. 의자를 밉니다.

3. 의자를 만듭니다.

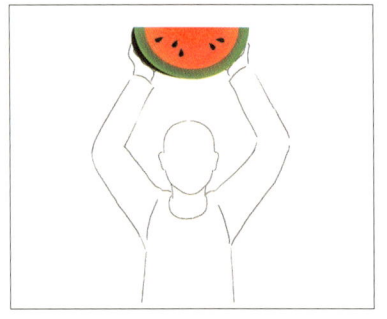

1. 수박을 버립니다.

2. 수박을 듭니다.

3. 수박을 자릅니다.

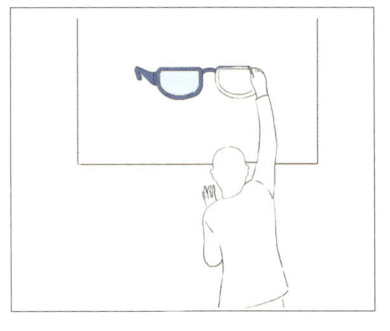

1. 안경을 씁니다.

2. 안경을 닦습니다.

3. 안경을 그립니다.

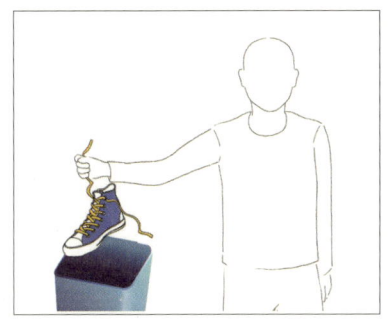

1. 신발을 버립니다.
2. 신발을 묶습니다.
3. 신발을 신습니다.

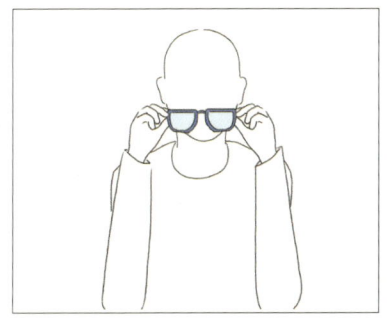

1. 안경을 닦습니다.
2. 안경을 깹니다.
3. 안경을 씁니다.

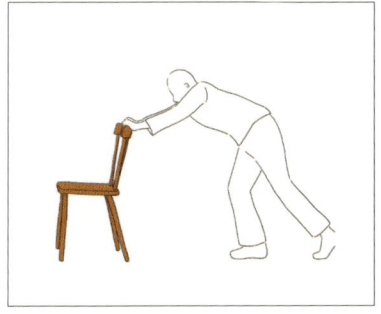

1. 의자를 만듭니다.
2. 의자를 밉니다.
3. 의자를 듭니다.

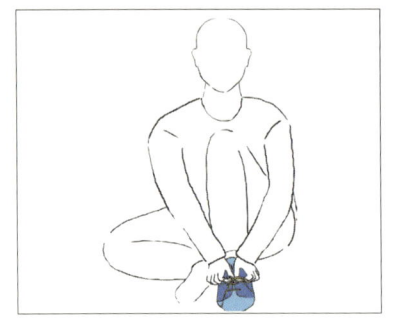

1. 신발을 묶습니다.

2. 신발을 버립니다.

3. 신발을 닦습니다.

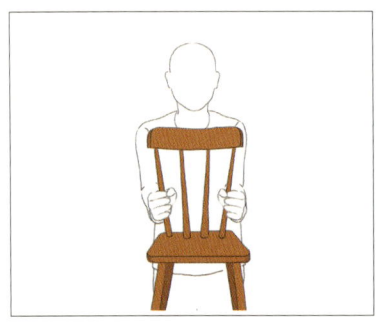

1. 의자를 만듭니다.

2. 의자를 듭니다.

3. 의자를 부십니다.

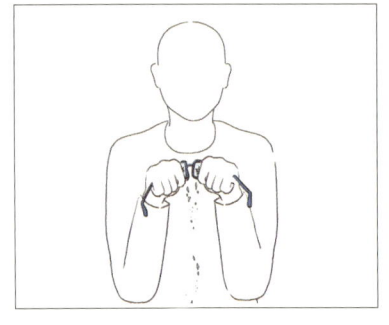

1. 안경을 씁니다.

2. 안경을 깹니다.

3. 안경을 그립니다.

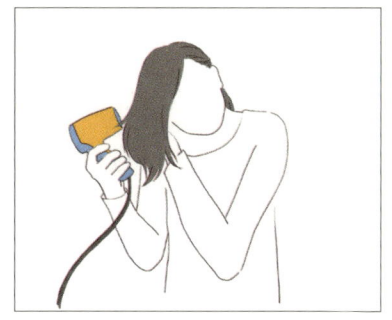

1. 머리를 자릅니다.
2. 머리를 빗습니다.
3. 머리를 말립니다.

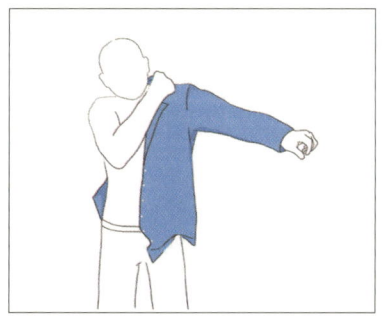

1. 옷을 입습니다.
2. 옷을 넙니다.
3. 옷을 다립니다.

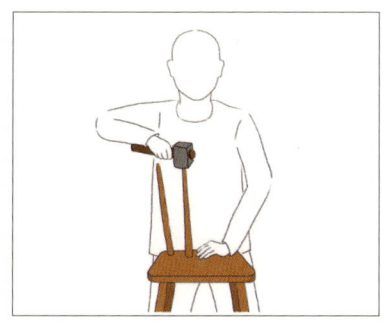

1. 의자를 밉니다.
2. 의자를 만듭니다.
3. 의자를 듭니다.

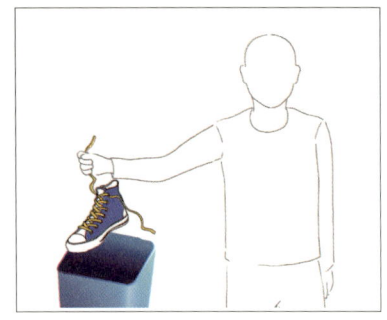

| 1. 신발을 버립니다. |
| 2. 신발을 신습니다. |
| 3. 신발을 묶습니다. |

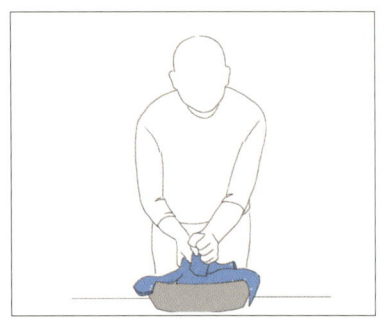

| 1. 옷을 넙니다. |
| 2. 옷을 만듭니다. |
| 3. 옷을 빱니다. |

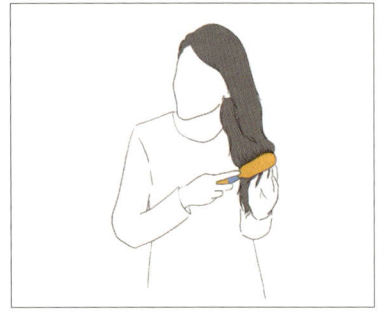

| 1. 머리를 자릅니다. |
| 2. 머리를 묶습니다. |
| 3. 머리를 빗습니다. |

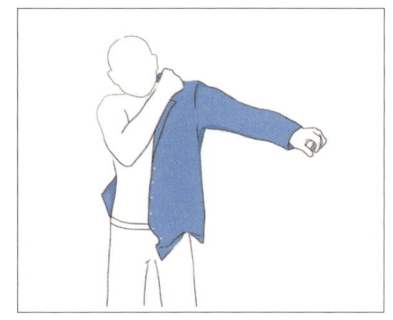

1. 옷을 다립니다.
2. 옷을 입습니다.
3. 옷을 빱니다.

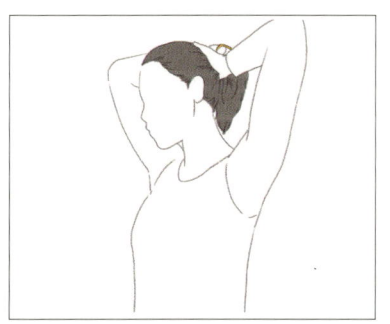

1. 머리를 묶습니다.
2. 머리를 말립니다.
3. 머리를 빗습니다.

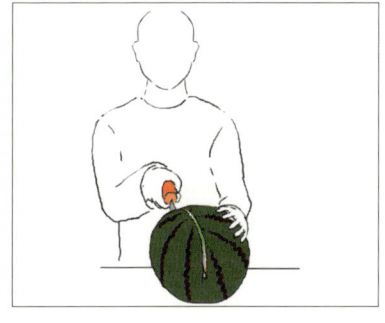

1. 수박을 듭니다.
2. 수박을 자릅니다.
3. 수박을 먹습니다.

3) 그림 보고 문장 내 동작어 산출

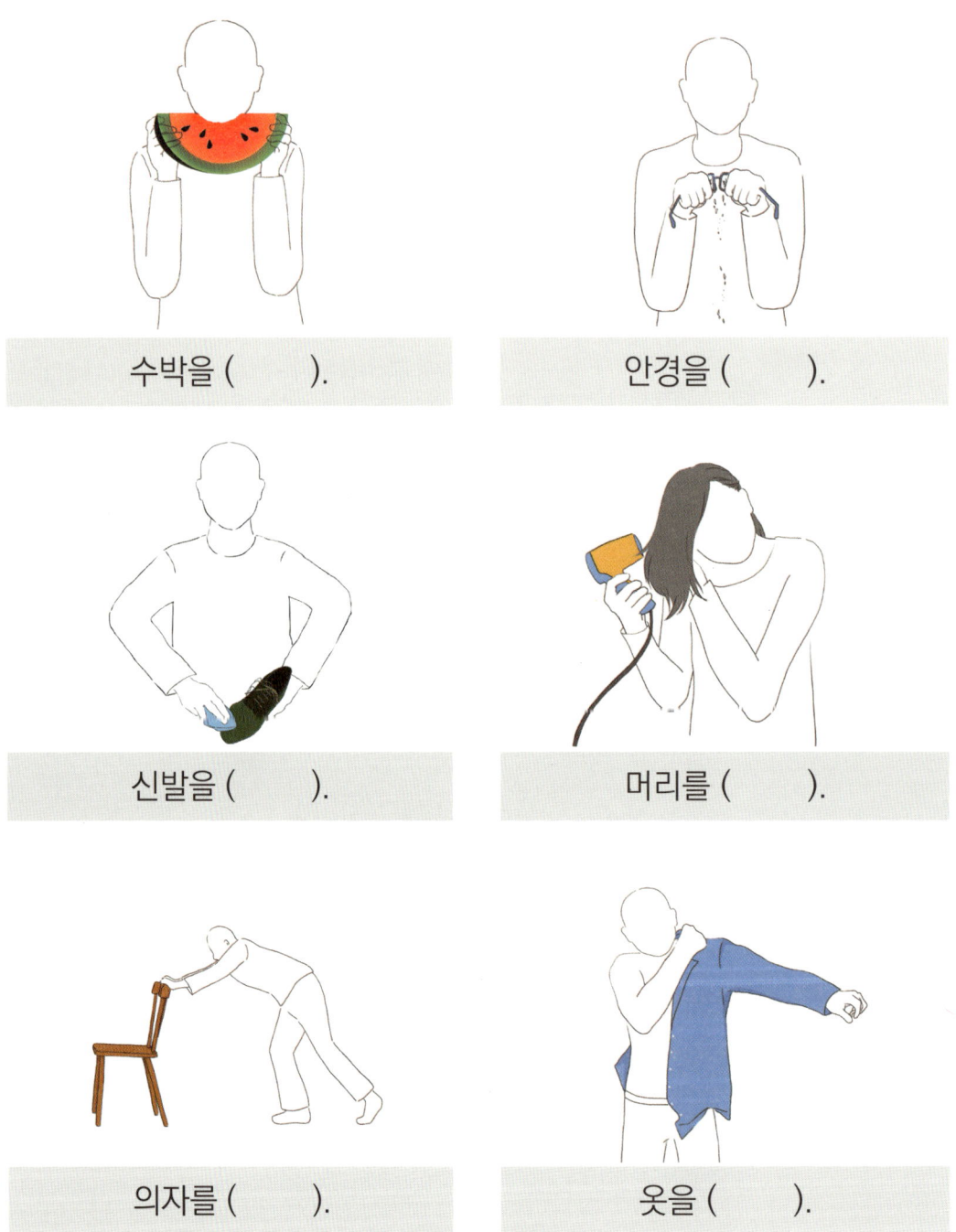

수박을 (　　).

안경을 (　　).

신발을 (　　).

머리를 (　　).

의자를 (　　).

옷을 (　　).

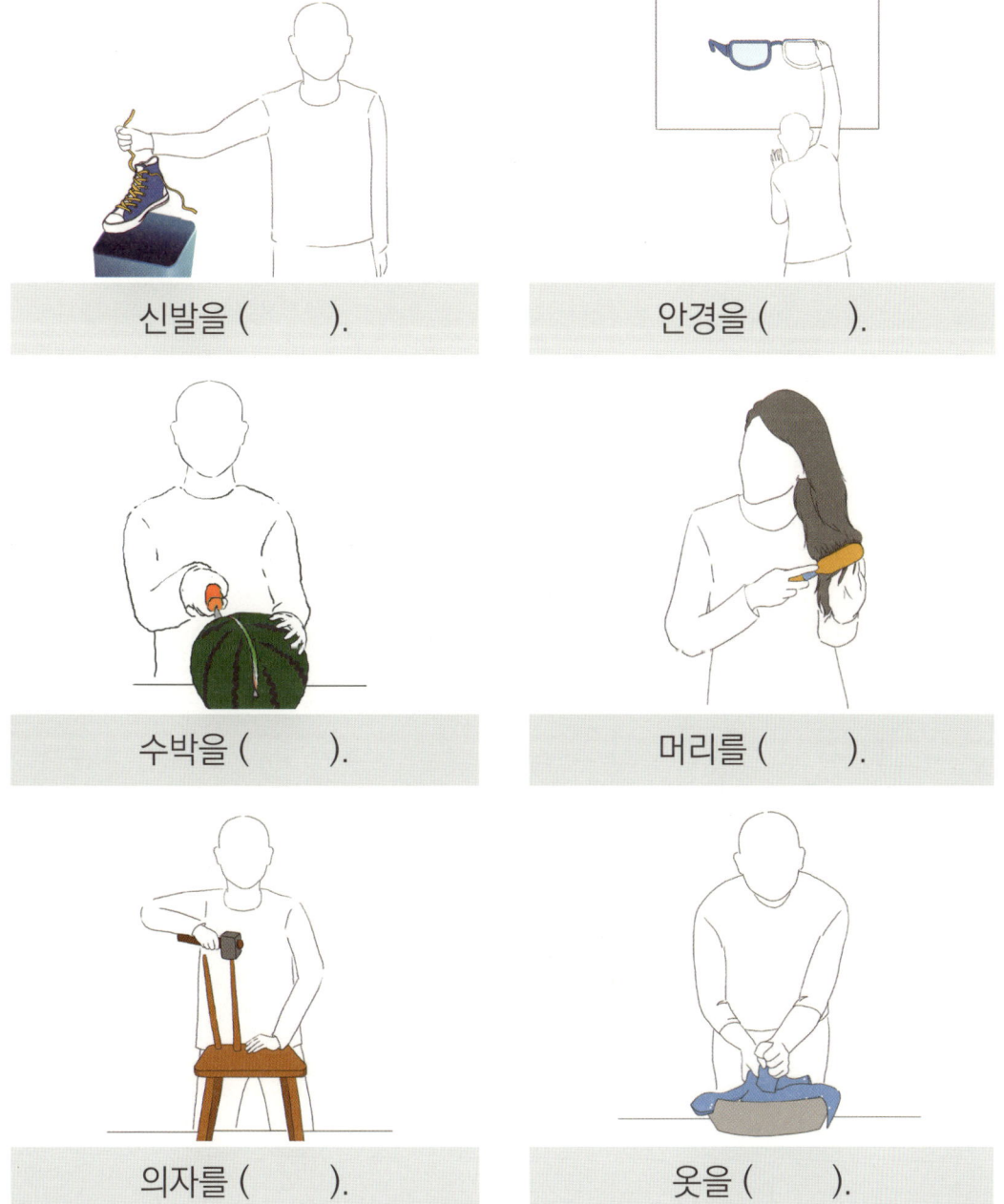

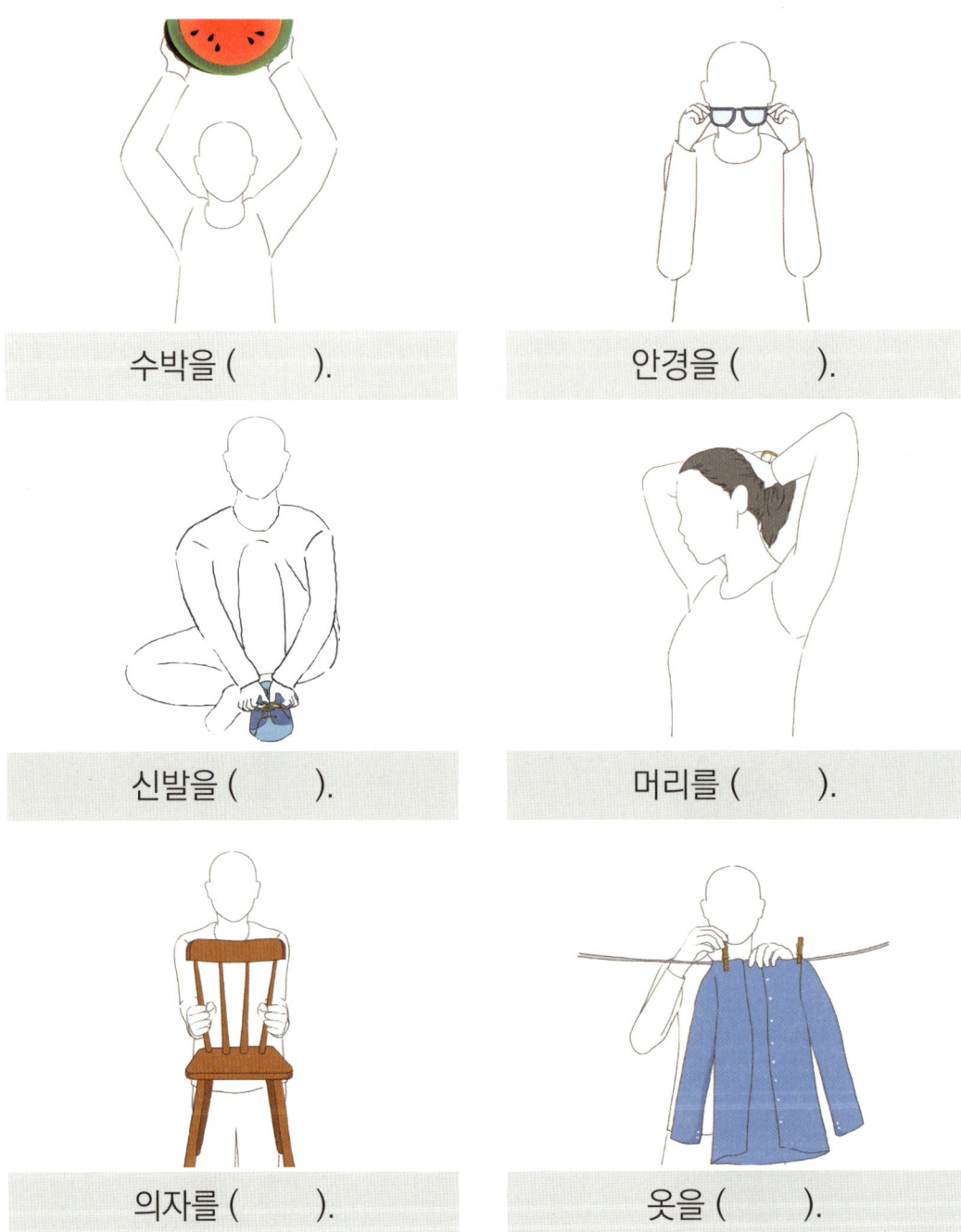

수박을 (   ).

안경을 (   ).

신발을 (   ).

머리를 (   ).

의자를 (   ).

옷을 (   ).

4) 명사 보고 맞는 동사 찾기

4-1) 1항 비능격

엄마가	➡	걷는다.	날다.
아이가	➡	피다.	기다.
군인이	➡	구르다.	시들다.
제비가	➡	날다.	닦다.
치타가	➡	깨지다.	달리다.
팽이가	➡	돌다.	물다.
아기가	➡	녹다.	울다.
친구가	➡	익다.	웃다.
철수가	➡	자다.	피다.
강아지가	➡	짖다.	믿다.
학생이	➡	끓다.	졸다.

동사 이해 87

4-2) 1항 비대격

손을	➡	씻다.	벗다.
수레를	➡	뛰다.	끌다.
접시가	➡	깨지다.	해지다.
라면을	➡	끓이다.	물들다.
얼음이	➡	졸다.	녹다.
비가	➡	달리다.	내리다.
빨래가	➡	마르다.	구르다.
꽃이	➡	바르다.	시들다.
양념을	➡	걷다.	섞다.
식물이	➡	자라다.	지우다.
자동차를	➡	뛰다.	타다.
꽃이	➡	피다.	파다.

커피를	➡	쏟다.	묶다.
글씨를	➡	찌다.	쓰다.
음악을	➡	틀다.	털다.
바닥을	➡	닦다.	막다.
옷을	➡	붓다.	벗다.
문을	➡	잘리다.	잠그다.
이불을	➡	덮다.	업다.
사진을	➡	묶다.	찍다.
다리가	➡	부러지다.	사라지다.
피리를	➡	울다.	불다.

4-3) 2항 동사

아빠가 상자를 ➡	들다.	돌다.	물다.
아이가 피자를 ➡	막다.	먹다.	묶다.
화가가 그림을 ➡	가르다.	구르다.	그리다.
선수가 야구공을 ➡	넘치다.	던지다.	뒤집다.
철수가 신발 끈을 ➡	묶다.	먹다.	박다.
동생이 버튼을 ➡	나르다.	기대다.	누르다.
엄마가 유모차를 ➡	물다.	굵다.	밀다.
군인이 군화를 ➡	신다.	섞다.	쓸다.
학생이 창문을 ➡	열다.	날다.	털다.
영희가 바지를 ➡	울다.	입다.	듣다.
학생이 종이를 ➡	접다.	졸다.	짖다.

청소부가 쓰레기를	➡	뽑다.	줍다.	긋다.
사장이 서류를	➡	짖다.	벗다.	찢다.
엄마가 걸레를	➡	짜다.	찌다.	자다.
선수가 축구공을	➡	기다.	차다.	끼다.
산타가 지붕에	➡	날아가다.	망가지다.	올라가다.
산모가 아이를	➡	끌다.	낳다.	앓다.
어부가 그물을	➡	당기다.	끓이다.	넘치다.
할머니가 손자를	➡	쏟다.	덮다.	업다.
원숭이가 나무에	➡	날아가다.	매달리다.	망설이다.

4-4) 3항 동사

투수가 상대에게 공을 ➡	던지다.	뒤집다.	돌리다.
권투 선수가 상대의 얼굴을 ➡	떨리다.	때리다.	달리다.
철수가 쓰레기통에 캔을 ➡	무르다.	비리다.	버리다.
농부가 땅에 비료를 ➡	푸르다.	뿌리다.	부수다.
아빠가 지갑에서 돈을 ➡	꺼내다.	부르다.	기대다.
엄마가 케이크에 초를 ➡	젖다.	꽂다.	벗다.
선생님이 컵에 물을 ➡	따르다.	나르다.	구르다.
청소부가 벽에 전단지를 ➡	짜다.	끼다.	떼다.

엄마가 몸에 로션을 ➡	바르다.	가르다.	그리다.
기사가 벽에 못을 ➡	묶다.	박다.	먹다.
농부가 밭에서 잡초를 ➡	덮다.	벗다.	뽑다.
소녀가 화분에 꽃을 ➡	심다.	섞다.	씻다.
아빠가 엄마에게 선물을 ➡	자다.	주다.	지다.
선생님이 칠판에 글씨를 ➡	자라다.	비우다.	지우다.
아이가 치과에서 이를 ➡	끄다.	빼다.	뛰다.
손자가 할머니의 어깨를 ➡	주무르다.	기대하다.	자라나다.

4-5) 1항 비대격 동사(비동작어)

노래를 ➡	긋다.	듣다.
가르침을 ➡	깨닫다.	깨물다.
합격을 ➡	상대하다.	기대하다.
추위에 ➡	떨다.	뚫다.
공부를 ➡	배우다.	비우다.
승진을 ➡	위로하다.	원하다.
텔레비전을 ➡	보다.	붓다.

4-6) 2항 비동작어

주어		선택지		
가족이 아빠를	→	걱정하다.	깨뜨리다.	기대하다.
철수는 그 선택을	→	매달리다.	망가지다.	망설이다.
그녀는 예수님을	→	믿다.	묻다.	말다.
나는 어린 시절을	→	싱그럽다.	망막하다.	생각하다.
손자는 할머니를	→	기뻐하다.	당황하다.	사랑하다.
아빠는 복권1등을	→	시시하다.	상상하다.	소소하다.
아이가 장염을	→	앓다.	쌓다.	밝다.
그는 할 말을	→	빗다.	잊다.	씻다.
그는 야근에	→	그리다.	기대다.	지치다.
영수는 화를	→	참다.	차다.	감다.

동사 이해

4-7) 3항 비동작어

엄마는 아빠가 준 선물에 →	기뻐하다.	포기하다.	기어가다.
아기는 아빠의 큰 소리에 →	졸리다.	놀라다.	올리다.
나는 그녀의 엉뚱한 질문에 →	망가지다.	사랑하다.	당황하다.
선수는 일본과의 경기를 →	포기하다.	주무르다.	위로하다.
경찰은 그 사고의 원인을 →	날아가다.	생각하다.	망설이다.
그녀는 그의 고백을 듣고 →	상대하다.	싱그럽다.	망설이다.

5
문법 이해

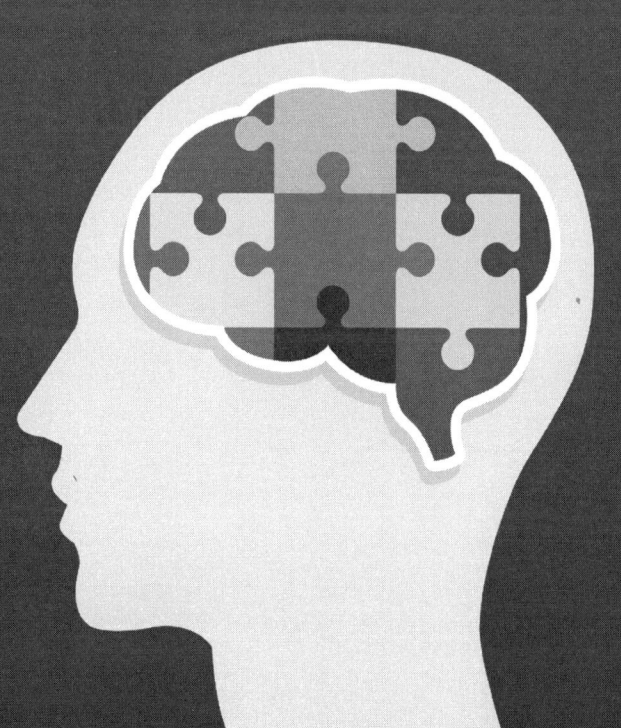

1) 정/오판단

TIP 문장을 읽고 맞는지 틀린지 확인 후 틀린 문장은 맞게 고쳐 보세요.

1-1) 주격 '이,가,께서'

1. 아버지**가** 주무십니다.	➡	○	×
2. 강아지**께서** 옵니다.	➡	○	×
3. 철수**이** 먹습니다.	➡	○	×
4. 손**이** 아픕니다.	➡	○	×
5. 친구**이** 갑니다.	➡	○	×
6. 옷**이** 더럽습니다.	➡	○	×
7. 할머니**께서** 가십니다.	➡	○	×
8. 아기얼굴**께서** 예뻐요.	➡	○	×
9. 아버지**께서** 오십니다.	➡	○	×

10. 컴퓨터**이** 고장 났습니다.	➡	○	×
11. 의사**가** 되었습니다.	➡	○	×
12. 삼촌**가** 신문을 읽으십니다.	➡	○	×
13. 돈**이** 떨어졌습니다.	➡	○	×
14. 시험문제**께서** 어렵습니다.	➡	○	×
15. 아저씨**께서** 가십니다.	➡	○	×
16. 치마**가** 찢어졌습니다.	➡	○	×
17. 거울**가** 깨졌습니다.	➡	○	×
18. 어머니**이** 식사를 하십니다.	➡	○	×
19. 고양이**가** 웁니다.	➡	○	×
20. 눈**께서** 내립니다.	➡	○	×

1-2) 목적격(-을, -를)

1. 사냥을 합니다.	➡	○	✗
2. 뉴스를 봅니다.	➡	○	✗
3. 접시을 닦습니다.	➡	○	✗
4. 신문를 읽습니다.	➡	○	✗
5. 축구를 봅니다.	➡	○	✗
6. 게임를 합니다.	➡	○	✗
7. 문을 엽니다.	➡	○	✗
8. 걸레을 닦습니다.	➡	○	✗
9. 동생을 울립니다.	➡	○	✗
10. 수건를 넣습니다.	➡	○	✗
11. 자동차를 닦습니다.	➡	○	✗
12. 아기을 업습니다.	➡	○	✗

13. 나물를 캡니다.	➡	○	×
14. 개를 만집니다.	➡	○	×
15. 물건을 삽니다.	➡	○	×
16. 의자을 듭니다.	➡	○	×
17. 휴지을 버립니다.	➡	○	×
18. 핸드폰을 떨어트립니다.	➡	○	×
19. 사과를 깎습니다.	➡	○	×
20. 볼펜를 잡습니다.	➡	○	×

1-3) 주격/목적격 혼합

1. 아버지**가** 오십니다.	➡	○	×
2. 사과**를** 먹습니다.	➡	○	×
3. 손**이** 씻습니다.	➡	○	×
4. 비**가** 내립니다.	➡	○	×
5. 얼굴**을** 큽니다.	➡	○	×
6. 접시**를** 깨집니다.	➡	○	×
7. 뉴스**가** 봅니다.	➡	○	×
8. 연필**을** 깎습니다.	➡	○	×
9. 아버지**께서** 주무십니다.	➡	○	×
10. 옷**을** 더럽습니다.	➡	○	×
11. 옷**이** 버립니다.	➡	○	×
12. 그릇**을** 씻습니다.	➡	○	×
13. 자동차**가** 닦습니다.	➡	○	×
14. 시험 문제**가** 어렵습니다.	➡	○	×

15. 눈**을** 내립니다.	➡	○	×
16. 사냥꾼**이** 사냥을 합니다.	➡	○	×
17. 어머니**께서** 음식을 합니다.	➡	○	×
18. 아이**를** 얼굴**이** 씻습니다.	➡	○	×
19. 용돈을 손자**에게** 줍니다.	➡	○	×
20. 치마**가** 누나를 입습니다.	➡	○	×
21. 공**이** 축구선수**를** 찹니다.	➡	○	×
22. 고래**를** 바다**가** 헤엄칩니다.	➡	○	×
23. 강아지**를** 형**이** 씻깁니다.	➡	○	×
24. 개**를** 고기**가** 먹습니다.	➡	○	×
25. 컴퓨터**를** 아버지**께서** 사 주셨습니다.	➡	○	×
26. 목수**를** 나무**가** 자릅니다.	➡	○	×
27. 할머니**께서** 손자를 쓰다듬으십니다.	➡	○	×
28. 아이**를** 이**가** 닦습니다.	➡	○	×
29. 신문**을** 아버지**께서** 읽으십니다.	➡	○	×
30. 오빠**를** 야구**가** 합니다.	➡	○	×

1-4) 부사격

'에', '에서', '-에게서' '(으)로', '-에게/-한테/-께'

1. 꽃**에** 물을 줍니다.	➡	○	×
2. 도서관**에게** 책을 읽습니다.	➡	○	×
3. 칼**에서** 자릅니다.	➡	○	×
4. 형이 목욕탕**한테** 갑니다.	➡	○	×
5. 붓**에** 그립니다.	➡	○	×
6. 엄마**로** 선물을 드렸습니다.	➡	○	×
7. 누나**한테** 용돈을 받았다.	➡	○	×
8. 바구니**에** 넣습니다.	➡	○	×
9. 학교**한테** 공부를 합니다.	➡	○	×
10. 연필**과** 씁니다.	➡	○	×
11. 사과**와** 배는 과일입니다.	➡	○	×

12. 수건**으로** 닦습니다.	➡	○	×
13. 강아지**와** 고양이는 반려동물입니다.	➡	○	×
14. 강아지**으로** 밥을 주었다.	➡	○	×
15. 나무**에** 매달립니다.	➡	○	×
16. 병원**에게** 치료를 받습니다.	➡	○	×
17. 가족**과** 함께 여행갑니다.	➡	○	×
18. 아이들**에서** 선물을 줍니다.	➡	○	×
19. 컵**에** 따릅니다.	➡	○	×
20. 공원**한테** 산책을 합니다.	➡	○	×

1-5) 주격/목적격/부사격 혼합

1. 요리사**가** 칼**로** 자릅니다.	➡	○	✗
2. 철수**는** 엄마**로** 걷습니다.	➡	○	✗
3. 나무**에** 원숭이**가** 앉아 있습니다.	➡	○	✗
4. 물고기**에** 바다**는** 삽니다.	➡	○	✗
5. 그녀**와** 나**는** 걷습니다.	➡	○	✗
6. 철수**를** 삼촌**과** 삽니다.	➡	○	✗
7. 신용 카드**가** 부모님**이** 계산합니다.	➡	○	✗
8. 칼**로** 사과**를** 자릅니다.	➡	○	✗
9. 동생**을** 장난감**을** 줍니다.	➡	○	✗
10. 얼굴**이** 수건**으로** 닦습니다.	➡	○	✗
11. 공**을** 바구니**에** 넣습니다.	➡	○	✗
12. 찰흙**으로** 도자기**가** 만듭니다.	➡	○	✗
13. 용돈**을** 카메라**로** 삽니다.	➡	○	✗
14. 종아리**를** 회초리**가** 맞았습니다.	➡	○	✗

15. 꽃을 색종이로 접었습니다. ➡	○	×
16. 눈으로 그림을 감상합니다. ➡	○	×
17. 머리로 고무줄을 묶었습니다. ➡	○	×
18. 영희에 꽃이 물을 줍니다. ➡	○	×
19. 강아지에게 엄마가 밥을 줍니다. ➡	○	×
20. 아이들이 학교를 공부를 합니다. ➡	○	×
21. 나무에 농부에게 물을 줍니다. ➡	○	×
22. 아이들이 놀이공원에서 놀이기구를 탑니다. ➡	○	×
23. 자전거를 나는 형과 함께 탑니다. ➡	○	×
24. 민수는 진희로 부탁을 합니다. ➡	○	×
25. 잠자리채로 나를 곤충이 잡습니다. ➡	○	×
26. 그림을 오빠가 볼펜으로 그립니다. ➡	○	×
27. 어부가 통통배를 낚시로 합니다. ➡	○	×
28. 지갑에서 할아버지가 돈이 꺼냅니다. ➡	○	×
29. 농부는 돼지에게 소를 키웁니다. ➡	○	×
30. 민수가 선생님에게 야단을 맞았습니다. ➡	○	×

2) 문장 읽고 문장 내 채워 넣기

2-1) 1단계(주격/목적격/부사격)

1. 거울( ) 깨집니다.		
-이	-를	-에게
2. 어머니( ) 오십니다.		
-에	-께서	-를
3. 가방( ) 있습니다.		
-을	-께서	-이
4. 소풍( ) 갑니다.		
-가	-을	-로
5. 결혼( ) 합니다.		
-에	-께서	-을
6. 가방( ) 삽니다.		
-을	-께서	-와
7. 시장( ) 갑니다.		
-한테	-에	-가

8. 연필( ) 씁니다.		
-이	-을	-로
9. 시골( ) 올라왔습니다.		
-에서	-이	-한테
10. 햄버거( ) 먹습니다.		
-이	-를	-에서
11. 자전거( ) 탑니다.		
-를	-에서	-가
12. 비( ) 내립니다.		
-에게	-가	-에
13. 누나( ) 혼납니다.		
-에서	-한테	-께서
14. 바구니( ) 넣습니다.		
-께서	-이	-에
15. 컴퓨터( ) 고장 났습니다.		
-한테	-를	-가

16. 학교(   ) 갑니다.

-으로   -께서   -에

17. 할머니(   ) 주무십니다.

-께서   -를   -로

18. 옷(   ) 찢어졌습니다.

-이   -을   -에게

19. 아버지(   ) 가져다드립니다.

-이   -에게   -를

20. 엄마(   ) 걷습니다.

-로   -이   -와

21. 색종이(   ) 자릅니다.

-가   -를   -와

22. 컵(   ) 따릅니다.

-에   -가   -한테

23. 얼굴(   ) 예쁩니다.

-에   -을   -이

24. 말(   ) 탑니다.

| -을 | -에게 | -께서 |

25. 집(   )돌아갑니다.

| -을 | -으로 | -가 |

26. 나무(   ) 매달립니다.

| -가 | -와 | -에 |

27. 친구(   ) 좋습니다.

| -를 | -가 | -에 |

28. 장난감(   ) 샀습니다.

| -한테 | -을 | -이 |

29. 몸(   ) 아픕니다.

| -을 | -이 | -으로 |

30. 구멍(   ) 나왔습니다.

| -에서 | -가 | -로 |

31. 강아지(   ) 짖습니다.

| -가 | -에 | -를 |

32. 바지( ) 입습니다.		
-와	-에게	-를
33. 경찰( ) 되었습니다.		
-에서	-을	-이
34. 축구( ) 합니다.		
-를	-께서	-에
35. 바다( ) 잡았습니다.		
-에서	-를	-이
36. 라디오( ) 듣습니다.		
-가	-에게	-를

2-2) 2단계

(격조사+목적격, 격조사+부사격, 목적격+부사격, 주격+목적격+부사격)

> **TIP** 문장에 해당 조사를 각각 넣어 읽어 보세요.

1. 영희(　) 소풍(　) 갑니다.

①	②	③
-가	-에	-을

2. 어부(　) 낚시(　) 합니다.

①	②	③
-를	-가	-에게

3. 엄마(　) 산책(　) 갑니다.

①	②	③
-을	-에서	-가

4. 신문(　) 아버지(　) 보십니다.

①	②	③
-한테	-께서	-을

5. 나무(　) 원숭이(　) 매달립니다.

①	②	③
-에	-가	-으로

6. 형( ) 목욕탕( ) 갑니다.		
① -에	② -이	③ -에게

7. 할머니( ) 시골( ) 사십니다.		
① -께서	② -에	③ -로

8. 바다( ) 상어( ) 헤엄칩니다.		
① -가	② -에게	③ -에서

9. 붓( ) 그림( ) 그립니다.		
① -으로	② -을	③ -힌테

10. 누나( ) 용돈( ) 받았습니다.		
① -로	② -한테	③ -을

11. 꽃밭( ) 물( ) 줍니다.		
① -을	② -에	③ -가

12. 싱크대( ) 그릇( ) 씻습니다.		
① -가	② -에서	③ -을

13. 형( ) 샤워( ) 합니다.		
① -를	② -이	③ -에게

14. 과일( ) 누나( ) 깎아 줍니다.		
① -가	② -로	③ -을

15. 농부( ) 채소( ) 재배합니다.		
① -를	② -가	③ -에게

16. 아빠( ) 엄마( ) 데이트합니다.		
① -가	② -와	③ -를

17. 영수( ) 엄마( ) 혼납니다.		
① -을	② -가	③ -한테

18. 자동차( ) 걸레( ) 닦습니다.

①	②	③
-로	-를	-가

19. 칼( ) 연필( ) 깎습니다.

①	②	③
-가	-로	-을

20. 아이( ) 밥( ) 먹습니다.

①	②	③
-을	-가	-에게

21. 친구들( ) 눈사람( ) 만듭니다.

①	②	③
-을	-이	-에서

22. 아이( ) 뽀뽀( ) 합니다.

①	②	③
-로	-에게	-를

23. 배( ) 바구니( ) 담습니다.

①	②	③
-에	-가	-를

24. 철수( ) 영희( ) 고백합니다.

①	②	③
-에게	-로	-가

25. 영수( ) 나( ) 결혼합니다.

①	②	③
-를	-와	-는

26. 용돈( ) 할머니( ) 주십니다.

①	②	③
-을	-로	-께서

27. 밤( ) 감( ) 익어 갑니다.

①	②	③
-과	-을	-이

28. 할머니( ) 선물( ) 드립니다.

①	②	③
-이	-께	-를

29. 도자기( ) 찰흙( ) 만듭니다.

①	②	③
-로	-을	-에게

30. 전화(　) 삼촌(　) 받습니다.

①	②	③
-이	-를	-에서

31. 사냥(　) 늑대들(　) 합니다.

①	②	③
-에게	-을	-이

32. 공(　) 발(　) 찹니다.

①	②	③
-이	-을	-로

33. 도둑(　) 감옥(　) 보냅니다.

①	②	③
-이	-을	-에

34. 눈(　) 하늘(　) 내립니다.

①	②	③
-에서	-을	-이

35. 엄마(　) 음식(　) 합니다.

①	②	③
-을	-가	-에서

36. 병원(　) 치료(　) 합니다.

①	②	③
-에서	-를	-가

37. 시계(　) 팔(　) 찹니다.

①	②	③
-를	-가	-에

38. 결혼(　) 이모(　) 합니다.

①	②	③
-가	-을	-로

39. 손(　) 비누(　) 씻습니다.

①	②	③
-로	-을	-이

40. 오빠(　) 농구(　) 합니다.

①	②	③
-를	-가	-에

2-3) 3단계

> **TIP** 맞는 위치에 조사를 각각 넣어 읽어 보세요.

1. 아버지(　) 거실(　) 뉴스(　) 보십니다.

①	②	③
-를	-께서	-에서

2. 이모(　) 칼(　) 사과(　) 깎습니다.

①	②	③
-로	-가	-를

3. 영수(　) 학교(　) 수학여행(　) 갑니다.

①	②	③
-가	-에서	-을

4. 컴퓨터(　) 민수(　) 자료(　) 찾았다.

①	②	③
-가	-를	-로

5. 마당(　) 엄마(　) 줄넘기(　) 하십니다.

①	②	③
-에서	-를	-가

6. 할머니( ) 선물( ) 시계( ) 사 주셨습니다.		
① -로	② -를	③ -께서

7. 목수( ) 나무( ) 장승( ) 만들었습니다.		
① -을	② -가	③ -로

8. 학교( ) 선생님( ) 숙제( ) 내주셨다.		
① -이	② -에서	③ -를

9. 엄마( ) 마트( ) 물건( ) 샀다.		
① -을	② -가	③ -에서

10. 손자( ) 할아버지( ) 신문( ) 가져다드린다.		
① -에게	② -가	③ -을

11. 일본( ) 영수( ) 방학( ) 갑니다.		
① -가	② -을	③ -에

12. 십만 원( ) 용돈( ) 이모( ) 주셨다.

①	②	③
-을	-으로	-가

13. 산타할아버지( ) 아이들( ) 선물( ) 주신다.

①	②	③
-에게	-가	-을

14. 산속( ) 영희( ) 길( ) 잃었다.

①	②	③
-가	-에서	-을

15. 이모( ) 산부인과( ) 딸( ) 낳았다.

①	②	③
-에서	-을	-가

16. 친구들( ) 영희( ) 집( ) 초대했다.

①	②	③
-가	-을	-으로

17. 시골( ) 할머니( ) 음식( ) 보내 주셨다.

①	②	③
-에서	-을	-가

18. 아버지( ) 선물( ) 자전거( ) 사 주셨다.		
① -를	② -께서	③ -로

19. 민수( ) 아버지( ) 꾸중( ) 들었다.		
① -에게	② -가	③ -을

20. 외국인( ) 나( ) 길( ) 물어보았다.		
① -을	② -이	③ -에게

3) 문장 내 조사(문법)에 적절한 단어 넣어 읽기

3-1) 1단계

1. ( )이 ( )을 먹습니다.	
①	②
아들	밥
2. ( )가 ( )를 짓습니다.	
①	②
농사	농부
3. ( )가 ( )을 먹습니다.	
①	②
염소	풀
4. ( )으로 ( )을 만들어요.	
①	②
눈	눈사람
5. ( )으로 ( )을 팝니다.	
①	②
흙	삽

6. ( )을 ( )에 버립니다.	
① 쓰레기통	② 껍질

7. ( )는 ( )에게 혼납니다.	
① 나	② 선생님

8. ( )이 ( )에 갑니다.	
① 형	② 학원

9. ( )가 ( )을 끓입니다.	
① 라면	② 누나

10. ( )에서 ( )을 삽니다.	
① 꽃	② 화원

11. ( )를 ( )께서 치우십니다.	
① 상자	② 아버지

12. ( )을 ( )가 닦습니다.

①	②
엄마	그릇

13. ( )로 ( )을 갑니다.

①	②
고향	기차

14. ( )로 ( )을 칩니다.

①	②
야구방망이	공

15. ( )가 ( )로 출근합니다.

①	②
자전거	아버지

16. ( )에서 ( )가 내립니다.

①	②
비	하늘

17. ( )를 ( )가 자릅니다.

①	②
나무	목수

18. ( )에서 ( )가 낚시합니다.	
① 어부	② 바다

19. ( )에 ( )을 담습니다.	
① 그릇	② 국

20. ( )가 ( )를 탑니다.	
① 배	② 어부

21. ( )에 ( )을 줍니다.	
① 나무	② 불

22. ( )가 ( )을 깎습니다.	
① 연필	② 영수

23. ( )가 ( )에서 오십니다.	
① 할머니	② 시골

24. ( )을 ( )에 채웁니다.	
① 팔	② 수갑

25. ( )를 ( )께서 받으십니다.	
① 전화	② 아버지

3-2) 2단계

1. ( )는 ( )에 ( )을 읽습니다.		
① 아침	② 엄마	③ 신문
2. ( )가 ( )로 ( )을 잠금 했습니다.		
① 아빠	② 핸드폰	③ 비밀번호
3. ( )에게 ( )가 ( )을 드렸다.		
① 영수	② 선물	③ 할머니
4. ( )이 ( )를 ( )에서 사냥합니다.		
① 강가	② 곰	③ 연어
5. ( )가 ( )에 ( )을 그렸습니다.		
① 스케치북	② 진희	③ 그림
6. ( )에서 ( )가 ( )를 심습니다.		
① 밭	② 농부	③ 배추

7. ( )가 ( )에서 ( )을 땄습니다.

①	②	③
금메달	선수	올림픽

8. ( )로 ( )를 ( )께서 만들어 주셨다.

①	②	③
아버지	종이	비행기

9. ( )가 ( )에 ( )을 그렸습니다.

①	②	③
그림	화가	벽

10. ( )에서 ( )이 ( )을 주문하였다.

①	②	③
탕수육	중국집	삼촌

11. ( )께서 ( )으로 ( )를 하신다.

①	②	③
선생님	수업준비	인터넷

12. ( )가 ( )을 ( )으로 가셨다.

①	②	③
배낭여행	유럽	이모

13. ( )에서 ( )이 ( )를 합니다.		
① 형	② 도서관	③ 공부

14. ( )가 ( )에 ( )을 태웁니다.		
① 사람들	② 어부	③ 통통배

15. ( )께서 ( )에서 ( )을 사셨습니다.		
① 시장	② 물건	③ 어머니

16. ( )께서 ( )을 ( )에서 하셨다.		
① 청와대	② 연설	③ 대통령

17. ( )에 ( )께 ( )를 드렸다.		
① 어버이날	② 카드	③ 부모님

18. ( )에 ( )에게 ( )을 받았다.		
① 사탕	② 화이트데이	③ 남자친구

19. ( )가 ( )에게 ( )을 읽어 주셨다.		
① 엄마	② 동화책	③ 아이
20. ( )을 ( )에 ( )에게 받았습니다.		
① 크리스마스	② 선물	③ 산타할아버지

4) 짧은 문단 읽고 문법 채우기

문단을 읽고, 주격(-이,-가,-께서), 목적격(-을,-를), 부사격(-로, -으로, -에,-께 ,-에서, -에게서.-와/-과)을 넣어서 완성하세요.

1. 겨울( ) 되었습니다. 하늘( ) 하얀 눈( ) 펑펑 내립니다. 엄마( ) 부엌( ) 따뜻한 스프( ) 만들고 계십니다.

2. 아버지( ) 아침( ) 운동장( ) 조깅( ) 하고 들어오십니다. 영수( ) 아버지( ) 함께 운동( ) 하려고 알람( ) 맞췄지만, 도저히 아침( ) 일어나기 힘들어서 결국 포기( )했습니다.

3. 바다( ) 어부( ) 그물( ) 물고기( ) 잡습니다. 그러나 물고기( ) 많이 잡히지 않아서 너무 속상했습니다. 집( ) 돌아와 냄비( ) 라면( ) 끓이고 소주( ) 함께 마음( ) 달랬습니다.

4. 오늘은 가족( ) 함께 여행( ) 갔습니다.
   집( ) 2시간( ) 가야 하는 곳입니다.
   가는 길( ) 휴게소( ) 들려서 아버지( ) 카드( ) 맛있는 우동( )
   사 주셨습니다.
   계곡( ) 도착해서 보니 계곡물( ) 너무 맑았습니다.

5. 시골( )사시는 할머니( ) 음식( ) 많이 사 들고
   우리 집( ) 오셨습니다.
   나( ) 동생은 너무 신나서 할머니( ) 안아 드리고 어깨( ) 주물러
   드렸습니다. 할머니( ) 들고 오신 음식( ) 너무 맛있었습니다.

6. 밤( ) 감( ) 익어가는 가을입니다.
   영수( ) 동생( ) 할아버지 댁( ) 가려고 가방( ) 준비하고 있습니다.
   그곳에는 영수( ) 동생( ) 무척 사랑하는 할아버지( ) 할머니( )
   계십니다.

7. 영희는 아침( ) 늦잠( ) 자서 학교( ) 지각( ) 했습니다.
   선생께서 영희( ) 벌( ) 주셨습니다.
   영희는 집( ) 돌아와서 지각( ) 하지 않으려고 알람( ) 크게 맞췄습니다.

8. 따뜻한 봄( ) 되었습니다.
   봄에는 농부들( ) 밭( ) 씨( ) 뿌리며 농사( ) 준비합니다.
   여름이 지나고 가을( ) 오면 밭에는 보리( )
   고개( ) 쑥이며 익어 갈 것입니다.

9. 옥수수는 식이 섬유( ) 풍부하고 이뇨 작용( ) 활발하게 도와줘 몸( ) 쌓인 독소( ) 배출시키는데 효과적이다.
   옥수수는 삶아 먹고, 구워 먹기도 하는 등 다양한 방법( ) 먹을 수 있다.

10. 글로벌 경기 회복(　) 대한 기대감(　) 인플레이션 우려가 공존하는 가운데, 미국 중앙은행은 고용 시장 회복(　) 목표로 물가를 잡기 위해 금리(　) 조정할 것으로 발표했다.

11. 우리의 지역(　) 개발하기 위해서는 무분별한 소규모 건물들이 재건축하는 것보다는 지역 사람들(　) 힘(　) 모아 조합을 설립하고 시 지자체(　) 협업하여 구 지역(　) 신도시 급의 새 지역(　) 탈바꿈할 수 있는 재개발(　) 필요합니다.

12. 가을장마(　) 잠시 쉬어 가면서 제주도에는 늦더위(　) 기승입니다. 그리고 가을장마(　) 주춤하는 사이, 남부 지방에는 30도(　) 웃도는 늦더위(　) 기승(　) 부리고 있습니다.
하지만 내일은 다시 가을장마(　) 활성화하면서 전국(　) 비(　) 내린다고 합니다. 장마(　) 끝난 뒤에는 기온(　) 많이 낮아질 것이라 합니다.

5) 접속사

5-1) 접속사 채워 넣기

다음 두 문장을 읽고 어울리는 접속사(그리고/그래서/그러나)를 넣어 읽어 보세요.

1. 산은 높다. (   ) 바다는 푸르다.

2. 나는 배가 고팠다.(   ) 빨리 밥을 먹었다.

3. 겨울이라 밖이 춥다. (   ) 방은 덥다.

4. 철수는 국어를 좋아한다. (   ) 쓰기는 싫어한다.

5. 머리가 아팠다. (   ) 약을 사러 나갔다.

6. 목이 말랐다 (   ) 음료수를 마셨다.

7. 나는 양치질을 했다. (   ) 머리를 감았다.

8. 나는 운동화를 신었다. (   ) 신발 끈을 묶었다.

9. 철수는 살이 쪘다. (   ) 다이어트를 결심했다.

10. 영희는 의자에 앉았다. (   ) 책을 펼쳤다.

11. 얼굴에 로션을 발랐다. (　) 피부가 건조했다.

12. 철수는 다리가 길다. (　) 팔도 길다.

13. 날씨가 추워졌다 (　) 코트를 꺼내 입었다.

14. 출근에 늦지 않기 위해 택시를 탔다. (　) 차가 너무 막혔다.

15. 커피를 두 잔이나 마셨다. (　) 졸음이 몰려왔다.

16. 동물원에는 사자가 있었다. (　) 돌고래도 있었다.

17. 가족들과 놀이공원에 갔다. (　) 놀이기구를 탔다.

18. 나는 야구를 좋아한다. (　) 주말마다 야구 연습을 한다.

19. 영희는 배가 고팠다. (　) 밥을 먹지 않았다.

20. 민수는 자전거를 탔다. (　) 공원을 달렸다.

21. 영희는 데이트가 있었다. (　) 예쁜 옷을 사러 갔다.

22. 갑자기 비가 내렸다. (　) 나는 우산이 없었다.

23. 아주머니가 다가왔다. (　) 내게 용돈을 주셨다.

24. 커피숍에서 커피를 주문했다. (　) 케이크도 주문했다.

25. 철이는 서울대를 가고 싶었다. (　) 밤낮으로 열심히 공부를 하였다.

26. 영수는 수정이와 결혼을 결심하였다. (　) 프로포즈를 준비하였다.

27. 철수는 배가 아팠다. (　) 병원은 가지 않았다.

28. 가위로 색종이를 잘랐다. (　) 도화지에 붙였다.

29. 나는 책상에 앉았다. (　) 공부는 하지 않았다.

30. 철수는 늦잠을 잤다. (　) 학교에 지각은 하지 않았다.

5-2) 접속사 정/오판단

1. 비가 와서 우산을 폈다. **그리고** 장화도 신었다.	➡	○	×
2. 민수는 아침에 일어나 출근 준비를 했다. **그러나** 대중교통을 타고 회사로 갔다.	➡	○	×
3. 나는 커피를 좋아한다. **그러나** 바리스타 자격증을 취득하였다.	➡	○	×
4. 철수는 늦잠을 잤다. **그러나** 학교에 지각은 하지 않았다.	➡	○	×
5. 나는 축구를 보며 소리를 질렀습니다. **그러나** 목이 너무 아픕니다.	➡	○	×
6. 나는 버스를 기다렸나. **그러나** 버스는 오지 않았다.	➡	○	×
7. 장마철에는 비가 많이 내린다. **그리고** 천둥번개도 친다.	➡	○	×
8. 영아는 구두를 사러 가게에 갔다. **그래서** 마음에 드는 구두가 없었다.	➡	○	×
9. 내일은 회사가 쉬는 날입니다. **그러나** 가족들과 여행을 떠납니다.	➡	○	×

10. 영희는 단것을 많이 먹습니다.
    그래서 살도 찌고 이도 아픕니다. → ○ ×

11. 냉장고에서 음료수를 꺼냈다.
    그리고 컵에 음료수를 따라 마셨다. → ○ ×

12. 타조는 다리가 길다.
    그래서 오리는 짧다. → ○ ×

13. 철이는 머리를 잘랐다.
    그리고 파마도 했다. → ○ ×

14. 철이는 운동을 했습니다.
    그러나 배가 몹시 고팠습니다. → ○ ×

15. 이제 가을의 계절이 왔다.
    그리고 아직 날씨는 덥다. → ○ ×

16. 나는 책상에 앉았다.
    그러나 공부는 하지 않았다. → ○ ×

17. 영수는 수정이와 결혼을 결심하였다.
    그래서 프로포즈를 준비하였다. → ○ ×

18. 가위로 색종이를 잘랐다.
    그러나 도화지에 붙였다. → ○ ×

19. 겨울에는 날씨가 추웠습니다.
    그러나 눈도 작년보다 많이 내렸습니다. → ○ ×

| 20. 우리 강아지는 이제 11살이 되었습니다.
그래서 이제는 잘 뛰지를 못합니다. | ➡ | ○ | × |

| 21. 내일은 추석이라 모두 고향 내려갈 준비를 한다.
그리고 나는 이번에 고향에 내려가지 않는다. | ➡ | ○ | × |

| 22. 철수는 감기에 걸려 약을 먹었다.
그래서 열이 떨어지지 않았다. | ➡ | ○ | × |

| 23. 영희는 주말에 제주도 여행을 갈 것입니다.
그러나 비행기표를 예매했습니다. | ➡ | ○ | × |

| 24. 우리 강아지는 뛰어다니는 것을 좋아합니다.
그리고 사람에게 안겨 있는 것도 좋아합니다. | ➡ | ○ | × |

| 25. 올여름에는 비가 많이 내렸습니다.
그리고 도로가 물에 잠겼습니다. | ➡ | ○ | × |

5-3) 접속사 보고 맞는 문장 찾기

1. 가을은 낙엽이 붉게 물드는 계절이다. 그리고

① 독서의 계절이라고도 한다.
② 아직 날씨는 덥다.
③ 나는 가을을 좋아한다.

2. 올여름에는 비가 많이 내렸습니다. 그래서

① 가뭄을 해결해 주진 못했다.
② 바람도 세게 불었다.
③ 도로가 물에 잠겼습니다.

3. 치료를 받기 위해 병원에 방문했다. 그러나

① 입원 준비를 위해 어제 짐을 챙겼다.
② 대기자가 많아서 기다려야 했다.
③ 여러 가지 검사도 신청했다.

4. 고객 센터에 전화를 걸었다. 그러나

① 불만사항을 상담했다.
② 아무도 받지 않았다.
③ 메일로도 문의를 했다.

5. 오늘은 어머니의 생신입니다. 그래서

① 아버지가 목걸이를 선물해 주셨습니다.
② 결혼기념일이기도 합니다.
③ 아무도 생일을 기억하지 못합니다.

6. 나는 다이어트를 위해 수영장에 갑니다. 그리고

① 수영복을 사러갔습니다.
② 살이 하나도 빠지지 않았습니다.
③ 요가도 배우러 다닙니다.

7. 영희는 파티를 위해 드레스를 골랐습니다. 그리고

① 예쁜 구두도 골랐습니다.
② 마음에 드는 옷이 없었습니다.
③ 사람들에게 인기가 많았습니다.

8. 오늘은 설날입니다. 그래서

① 일요일이기도 합니다.
② 아이들이 한복을 입고 세배를 합니다.
③ 일 때문에 쉬지를 못합니다.

9. 나는 버스에서 핸드폰을 잃어버렸다. 그러나

① 최신 핸드폰을 사러 갔다.
② 차 열쇠도 잃어버렸다.
③ 곧 핸드폰을 찾았다.

10. 영희는 주말에 제주도 여행을 갈 것입니다. 그래서

① 올라오는 길에 부산 여행도 할 것이다.
② 비행기표를 예매했습니다.
③ 태풍으로 여행이 취소될 것 같다.

11. 철수는 감기에 걸려 약을 먹었다. 그러나

① 열이 떨어지지 않았다.
② 따듯한 이불에서 잠을 잤다.
③ 하루 만에 열이 내렸다.

12. 영국에는 멋진 신사들이 많다. 그리고

① 음식은 맛없다.
② 사람들에게 많은 배려를 받았다.
③ 멋진 건물도 많았다.

13. 나는 열심히 운동을 했다. 그래서

① 체력은 아직 약하다.
② 멋진 수영복을 샀다.
③ 공부도 열심히 했다.

14. 선수가 공을 넣으려고 했다. 그러나

① 공이 골대에 맞았다.
② 상대편 골키퍼는 긴장했다.
③ 관객들은 골을 기다렸다.

15. 경찰서에서 지갑을 찾았다. 그러나

① 경찰관에게 감사 인사를 했다.
② 휴대폰으로 분실신고를 철회했다.
③ 지갑에는 돈이 없었다.

16. 나는 어머니에게 반지를 선물로 드렸다. 그리고

① 반지 사이즈가 안 맞았다.
② 예쁜 장미 꽃다발도 드렸다.
③ 어머니가 친구들에게 자랑했다.

17. 오늘 하루 종일 잠을 잤다. 그러나

① 몸이 피곤하다.
② 지금은 컨디션이 매우 좋다.
③ 내일 회사도 늦게 출근한다.

18. 영희는 아이들을 좋아한다. 그래서

① 놀아 주는 것은 힘들다.
② 유치원 선생이 되는 것이 꿈이다.
③ 강아지도 매우 좋아한다.

19. 나는 수학을 100점을 맞았다. 그리고

① 엄마가 용돈을 주셨다.
② 영어도 100점을 맞았다.
③ 전체 평균 점수는 떨어졌다.

20. 매장에 신발이 품절이다. 그러나

① 인터넷으로 재고를 확인했다.
② 중고나라에서도 구할 수 없다.
③ 다른 매장에 연락했다.

21. 밥을 먹었다. 그러나

① 후식도 먹었다.
② 배가 매우 부르다.
③ 배가 출출하다.

22. 철수는 회사에서 열심히 일한다. 그래서

① 남들보다 빠르게 승진을 했다.
② 출근도 아침 일찍 한다.
③ 업무가 계속 생긴다.

23. 민수는 회사에서 승진을 했다. 그래서

① 직장 동료인 영희도 승진을 했다.
② 팀원들과 회식을 했다.
③ 일이 더 많이 생겼다.

24. 영국에는 비가 많이 내린다. 그래서

① 바람도 많이 분다.
② 사람들은 멋진 옷을 포기하지 않는다.
③ 멋진 우산들이 많다.

25. 순희는 뜨개질로 목도리를 만들었다. 그리고

① 벙어리장갑도 만들었다.
② 남자친구에게 선물로 주었다.
③ 재료가 부족해서 완성을 못했다.

5-4) 접속사 보고 문장 완성하기

1. 나는 운동화를 신었다. 그리고 –
2. 철수는 다리가 길다. 그리고 –
3. 철수는 늦잠을 잤다. 그러나 –
4. 가족들과 놀이공원에 갔다. 그래서 –
5. 피부과에서 치료를 받았다. 그러나 –
6. 귀에 보청기를 착용했다. 그러나 –
7. 영수는 그녀와 결혼을 결심했다. 그래서 –
8. 매장에 신발이 품절이다. 그러나 –
9. 영희는 아이들을 좋아한다. 그래서 –
10. 아주머니가 다가왔다. 그리고 –
11. 퇴근길에 소나기가 내렸다. 그러나 –
12. 내일 회사는 쉬는 날이다. 그래서 –

13. 출근에 늦지 않기 위해 택시를 탔다. 그러나-	
14. 가위로 색종이를 잘랐다. 그리고 -	
15. TV에 개그 프로가 나왔다. 그러나 -	
16. 우리 강아지는 이제 1살이 되었다. 그래서 -	
17. 가을은 천고마비의 계절이다. 그리고 -	
18. 철수는 회사에서 열심히 일한다. 그래서 -	
19. 영희는 주말에 부산 여행을 간다. 그래서 -	
20. 순희는 뜨개질로 장갑을 만들었다. 그리고 -	
21. 장마철에는 비가 많이 내린다. 그리고 -	
22. 내일부터 태풍이 북상한다고 한다. 그래서 -	
23. 어제 눈이 와서 바닥이 얼었다. 그래서 -	
24. 컴퓨터에 자료를 저장했다. 그러나 -	
25. 올겨울에는 날씨가 추웠습니다. 그리고 -	

6) 시제

6-1) 시제 선택하기

1. 나는 (어제 / 내일) 피자를 먹었다.

2. (어제 / 내일) 눈이 내릴 것이다.

3. 지난주 일요일에는 비가 (올 것이다. / 왔다.)

4. 영수와 지난 일요일 데이트를 (했다. / 할 것이다.)

5. (다음 주 / 지난주) 가족들과 고기를 먹을 것이다.

6. 그저께 아버지께서 진료를 (보셨다. / 볼 것이다.)

7. 영희와 (이번 주 / 어제) 주말 영화를 볼 것이다.

8. (다음 / 지난) 미술 시간에 그림을 그릴 것이다.

9. 철이는 어제 가족들과 영화를 (볼 것이다. / 보았다.)

10. 내일모레 선생님을 (만날 예정이다. / 만났다.)

11. (다음 주 / 지난 주) 수요일에는 설날이었다.

12. (어제 / 내일) 회사에서 회식을 했다.

13. 오는 주말에 번지 점프를 (뛰었다. / 뛸 것이다.)

14. 아이들과 (오는 주말 / 지난 주말)에 공을 찰 것이다.

15. 지난 주말에는 나는 보트를 (탈 것이다. / 탔다.)

16. 영희는 (내일 / 어제) 머리를 잘랐다.

17. (내일 / 어제) 영수와 남산 타워를 올라갈 것이다.

18. 그저께 도서관에서 책을 (읽었다. / 읽을 예정이다.)

19. 내일모레 친구에게 선물을 (주었다. / 줄 것이다.)

20. (다음 주 / 어제) 월요일에 머리를 자를 것이다.

21. (지난 주 / 내일) 파티에 드레스를 입을 것이나.

22. 어제 미술 시간에 초상화를 (그릴 것이다. / 그렸다.)

23. (지난 주 / 다음 주) 주말에는 가족들과 산을 올랐다.

24. 내일은 빨래가 다 (마를 것이다. / 말랐다.)

25. 다음 주 아이와 함께 케이크를 (만들었다. / 만들 것이다.)

6-2) 문장 읽고 시제 정/오판단

TIP 문장을 읽고 맞는지 틀린지 확인 후 틀린 문장은 맞게 고쳐 보세요.

1. 내일 눈이 내릴 것이다.	➡	○	×
2. 내일 누나가 아이를 낳았다.	➡	○	×
3. 그저께 마당에서 잡초를 뽑을 예정이다.	➡	○	×
4. 다음 주 가족들과 고기를 먹을 것이다.	➡	○	×
5. 지난 주말에 영화를 보고 울었다.	➡	○	×
6. 영희와 이번 주 주말 영화를 보았다.	➡	○	×
7. 지난 미술 시간에 그림을 그릴 것이다.	➡	○	×
8. 다음 주 철수와 공을 던졌다.	➡	○	×
9. 한 시간 후에 투수가 공을 던졌다.	➡	○	×
10. 그저께 화분에 꽃이 피었다.	➡	○	×
11. 다음 주말에는 가족들과 산을 올랐다.	➡	○	×
12. 내일 등산하러 가서 사진을 찍을 것이다.	➡	○	×
13. 어제는 나는 한강을 달릴 예정이다.	➡	○	×
14. 내일 아침에 창문을 닦을 예정이다.	➡	○	×
15. 어제 미술 시간에 초상화를 그렸다.	➡	○	×

16. 내일부터 영희는 일기를 썼다.	➡	○	✕
17. 내일모레 도서관에서 책을 읽었다.	➡	○	✕
18. 지난 주에 한강을 달릴 것이다.	➡	○	✕
19. 영희는 어제 머리를 잘랐다.	➡	○	✕
20. 지난 주말에는 나는 보트를 탈 계획이다.	➡	○	✕
21. 내일 치료사 선생님을 만날 예정이다.	➡	○	✕
22. 한 시간 후에 비행기를 탔다.	➡	○	✕
23. 저번 주 수요일에는 설날이었다.	➡	○	✕
24. 다음 주 부모님 생신을 위해 케이크를 만들었다.	➡	○	✕
25. 정철이는 내일 가족들과 영화를 보았다.	➡	○	✕
26. 그저께 아버지께서 진료를 볼 예정이다.	➡	○	✕
27. 내일은 빨래가 다 마를 것이다.	➡	○	✕
28. 다음 주 논에 비료를 뿌렸다.	➡	○	✕
29. 내일 파티에 드레스를 입을 것이다.	➡	○	✕
30. 지난 주에 아버지가 벽에 못을 박을 예정이다.	➡	○	✕

6-3) 시제 보고 동사 변형하여 다시 쓰기

과거 (어제)	나는 피자를 먹는다.
	→
미래 (내일)	비가 온다.
	→
미래 (다음 주)	영수와 데이트를 한다.
	→
과거 (저번 주)	아버지가 병원에 가신다.
	→
과거 (어제)	가족들과 영화를 본다.
	→
미래 (내일)	가족은 비행기를 탄다.
	→
과거 (저번 주)	철수는 한강을 달린다.
	→
과거 (어제)	나는 꽃에 물을 준다.
	→

미래 (내일)	농부는 잡초를 뽑는다.
	→
미래 (다음 주)	가족들과 고기를 먹는다.
	→
과거 (지난주)	미술 시간에 그림을 그린다.
	→
미래 (내일)	철수와 공을 찬다.
	→
과거 (지난주)	가족들과 야구를 본다.
	→
과거 (어제)	철수에게 선물을 준다.
	→
미래 (다음 주)	민수는 일기를 쓴다.
	→
과거 (그저께)	철수는 산에서 사진을 찍는다.
	→

미래 (내일)	영희는 드레스를 입는다.
→	
미래 (이번 주말)	아이들에게 쿠키를 만들어 준다.
→	
과거 (어제)	나는 머리를 자른다.
→	
미래 (내일모레)	민수와 사과를 딴다.
→	
과거 (어제)	철수는 손톱을 자른다.
→	
과거 (그저께)	누나가 아이를 낳는다.
→	
미래 (내일)	동생과 목욕탕에 간다.
→	
과거 (지난주)	할머니가 갈비찜을 만드신다.
→	

미래 (내일)	영희에게 반지를 사준다.
	→
미래 (이번 주말)	아버지는 창문을 닦는다.
	→
과거 (어제)	친척들과 파티를 한다.
	→
미래 (내일)	영희는 옷을 만든다.
	→
과거 (지난 주말)	어머니는 이불 빨래를 한다.
	→
과거 (그저께)	영희는 안경을 바꾼다.
	→

7) 존칭

7-1) 문장 읽고 맞는 존칭 선택하기

1. 선생님 (께 / 한테) 감사의 편지를 드렸다.

2. 나는 동생 (께 / 한테) 사탕을 주었다.

3. 결혼기념일을 맞아 아버지에게 선물을 (주었다. / 드렸다.)

4. 친구가 나에게 연필을 빌려 (주었다. / 주셨다.)

5. 동생 (께서 / 은) 내일 미국에 간다.

6. 부모님께서 이번 주 외국을 (간다. / 가신다.)

7. 나는 영희 (에게 / 께) 밥을 사 주었다.

8. 할머니 (가 / 께서) 가게에서 과자를 사 주셨다.

9. 나는 점심에 햄버거를 (드셨다. / 먹었다.)

10. 아버지 (께서 / 가) 감기로 약을 드셨다.

11. 교수님에게 어려운 질문을 (물어보았다. / 여쭤보았다.)

12. 나는 친구에게 길을 (물어보았다. / 여쭤보았다.)

13. 선생님께서 곧 전근을 (간다. / 가신다.)

14. 친구 (께서 / 는) 곧 지방으로 이사를 간다.

15. 어머님께서 소설책을 (읽는다. / 읽으신다.)

16. 철이 (는 / 께서) 만화책을 읽는다.

17. 아주머니 (가 / 께서) 길을 물어보셨다.

18. 아버지 (께서 / 가) 아침마다 신문을 보신다.

19. 나는 지나가는 학생에게 길을 (물어보았다. / 여쭤보았다.)

20. 동생은 아침에 영어책을 (읽는다. / 읽으신다.)

21. 선생님께서 과제를 (주었다. / 내주셨다.)

22. 여동생 (께서 / 은) 주말마다 드라마를 본다.

23. 할머님께서 걸을 때 지팡이를 (사용하신다. / 사용한다.)

24. 영수 (는 / 께서) 다리를 다쳐 목발을 사용한다.

25. 부모님께서 나에게 용돈을 (주셨다. / 줬다.)

26. 강아지 (께 / 에게) 나는 고기를 주었다.

27. 할아버님께 세배를 (드렸다. / 해 줬다.)

28. 동생이 나에게 뽀뽀를 (해 주신다. / 해 준다.)

29. 아버지 (가 / 께서) 나에게 야단을 치셨다.

30. 나는 동생 (께 / 에게) 야단을 쳤다.

7-2) 문장 읽고 존칭 정/오판단

TIP 문장을 읽고 맞는지 틀린지 확인 후 틀린 문장은 맞게 고쳐 보세요.

1. 담임선생님은 수학을 가르치신다. ➡	○	✗
2. 아이는 추워서 코트를 입으셨다. ➡	○	✗
3. 할머님의 일손을 도와드렸다. ➡	○	✗
4. 나는 친구에게 음료수를 따라 드렸다. ➡	○	✗
5. 할아버지가 주말에 농사를 지으신다. ➡	○	✗
6. 나는 점심에 햄버거를 먹었다. ➡	○	✗
7. 나는 친구에게 길을 물어보았다. ➡	○	✗
8. 아버지가 병원에서 검사를 하셨다. ➡	○	✗
9. 부모님에게 사진을 찍어 드렸다. ➡	○	✗
10. 민수는 곧 지방으로 이사를 가신다. ➡	○	✗
11. 할머니한테 초상화를 그려 드렸다. ➡	○	✗
12. 나는 지나가는 학생에게 길을 물어보았다. ➡	○	✗
13. 어머님께서 나에게 갈비찜을 만들어 주셨다. ➡	○	✗
14. 여동생은 주말마다 드라마를 보신다. ➡	○	✗
15. 할머니가 목도리를 만들어 주셨다. ➡	○	✗

16. 나는 남자친구께 쿠키를 만들어 주었다. ➡	○	×
17. 아버지께서 감기에 걸리셨다. ➡	○	×
18. 동생에게 비행기를 그려 주었다. ➡	○	×
19. 어머니께서 빨간색 코트를 입었다. ➡	○	×
20. 나는 친구에게 사진을 찍어 드렸다. ➡	○	×
21. 할머니께서 걸을 때 지팡이를 사용하신다. ➡	○	×
22. 선생님께서 과제를 내주셨다. ➡	○	×
23. 부모님께서 나에게 용돈을 줬다. ➡	○	×
24. 나는 안과에서 시력 검사를 받으셨다. ➡	○	×
25. 할아버님께 세배를 드렸다. ➡	○	×
26. 철수는 나의 숙제를 도와주셨다. ➡	○	×
27. 나는 동생께 야단을 쳤다. ➡	○	×
28. 동생이 나에게 뽀뽀를 해 준다. ➡	○	×
29. 아버지께서 나에게 야단을 치셨다. ➡	○	×
30. 강아지께 나는 사료를 주었다. ➡	○	×

7-3) 문장 읽고 존칭에 맞게 동사 변형하여 문장 완성하기

주다.	나는 동생에게 사탕을 .
주다.	선생님께서 나에게 상장을 .
가다.	동생은 내일 미국에 .
사 주다.	할머니께서 가게에서 과자를 .
하다.	동생이 나에게 뽀뽀를 .
가다.	선생님께서 곧 전근을 .
사 주다.	나는 영희에게 밥을 .
읽다.	어머님께서 소설책을 .
내주다.	선생님께서 과제를 .
먹다.	나는 점심에 햄버거를 .
물어보다.	아주머니께서 길을 .
보다.	아버지께서 아침마다 신문을 .
읽다.	철이는 만화책을 .
사용하다.	할머님은 걸을 때 지팡이를 .

치다.	아버지께서 방망이로 공을 .
입다.	어머님은 빨간색 코트를 .
물어보다	나는 지나가는 학생에게 길을 .
도와주다.	할머님께서 내 공부를 .
하다.	아버지께서는 병원에서 검사를 .
찍다.	부모님께서 여행에서 많은 사진을 .
가르치다.	담임 선생님께서 우리에게 수학을 .
사용하다.	영수는 다리를 다쳐 목발을 .
걸리다.	아버지께서 감기에 .
보다.	여동생은 주말마다 드라마를 .
찍어 주다.	나는 커플에게 사진을 .

6
능피동문 이해

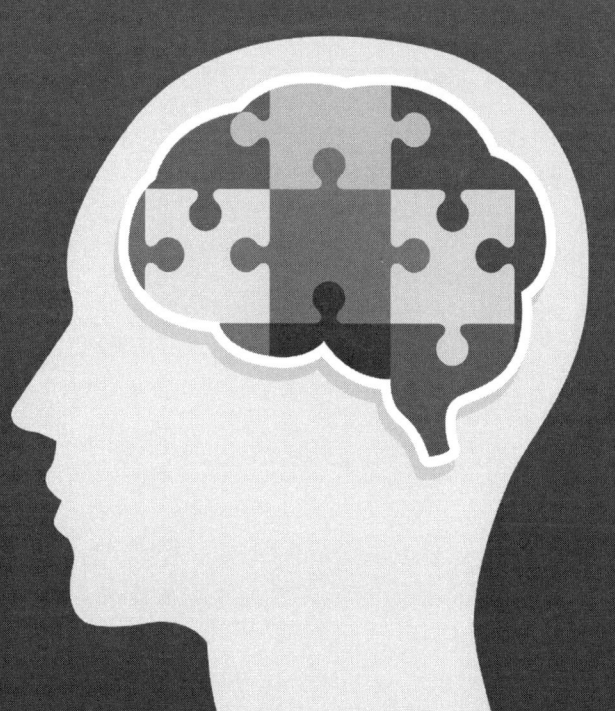

1) 2어절 문장(행위자/대상별) 읽고 그림 선택하기

강아지를 민다.

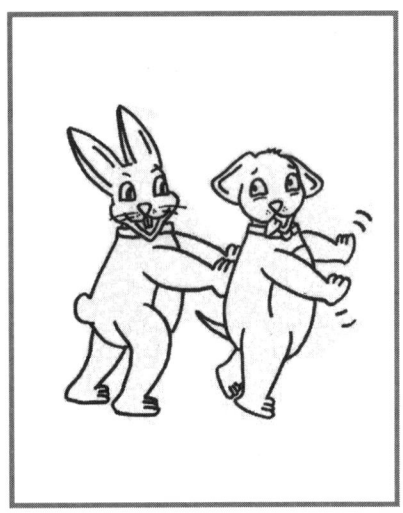 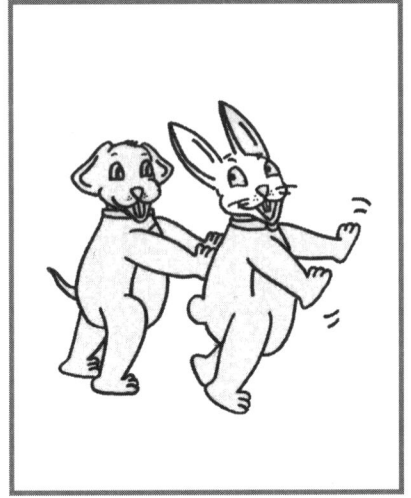

코끼리가 찍힌다.

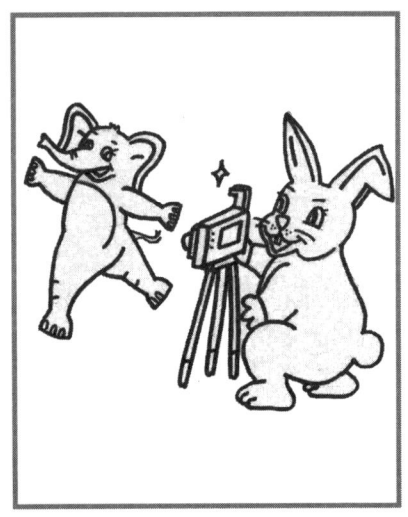 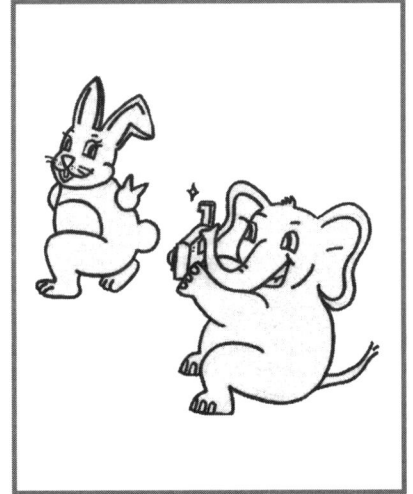

토끼가 밀린다.

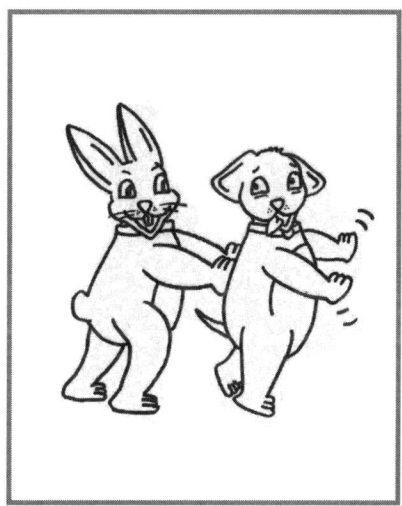 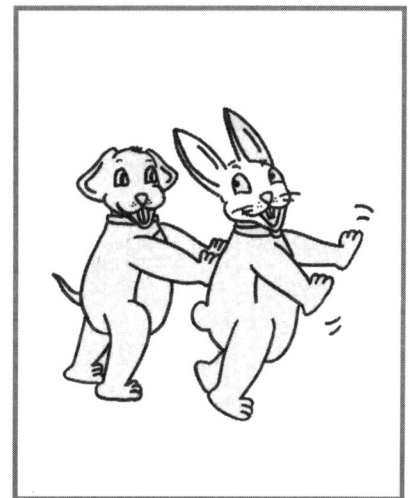

토끼가 묶는다.

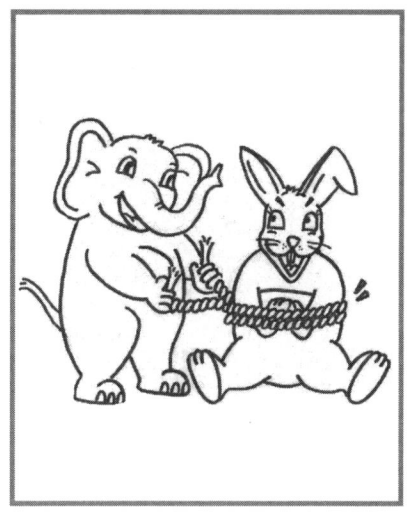 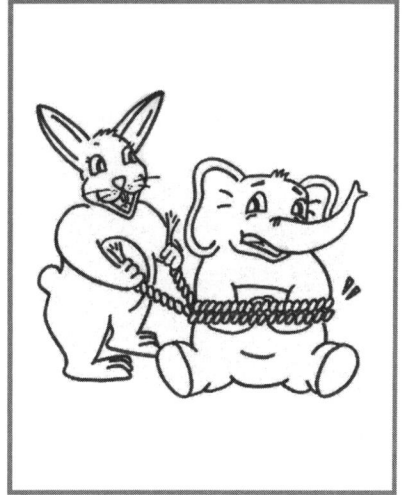

강아지를 찬다.

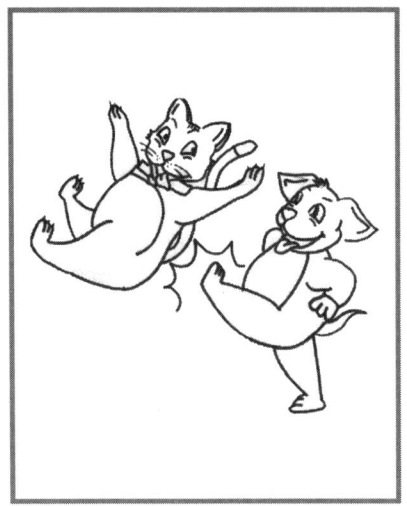 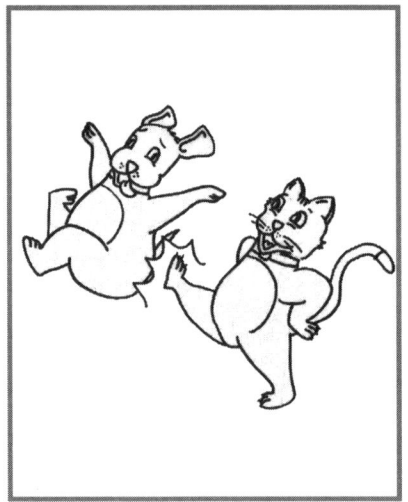

고양이가 차인다.

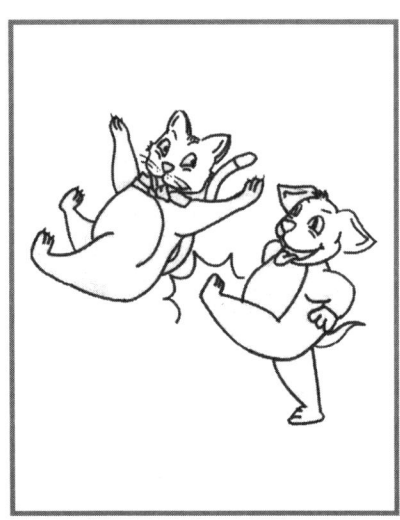 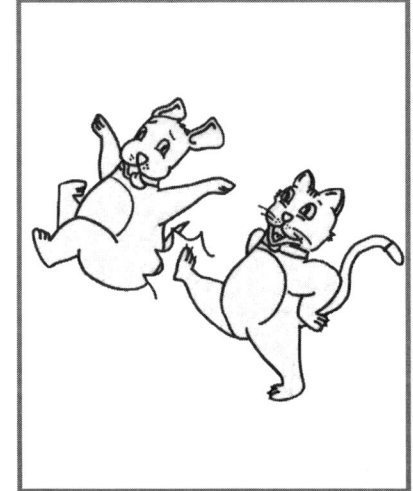

고양이가 찔린다.

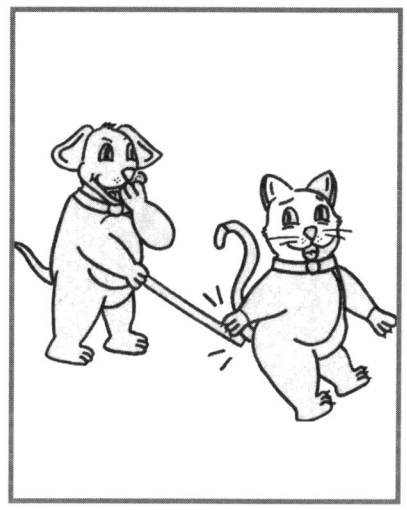
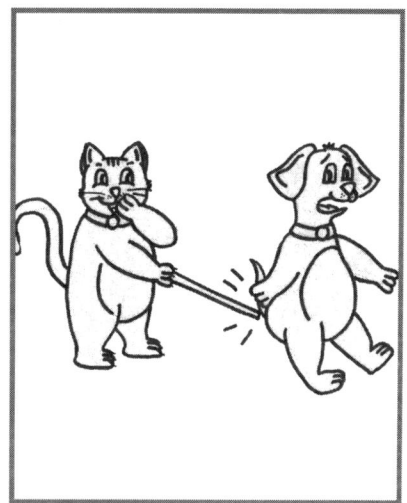

토끼를 든다.

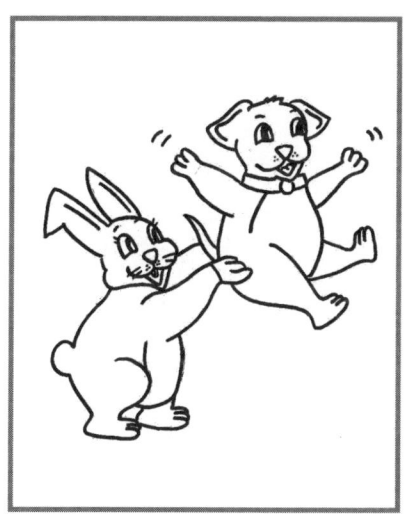
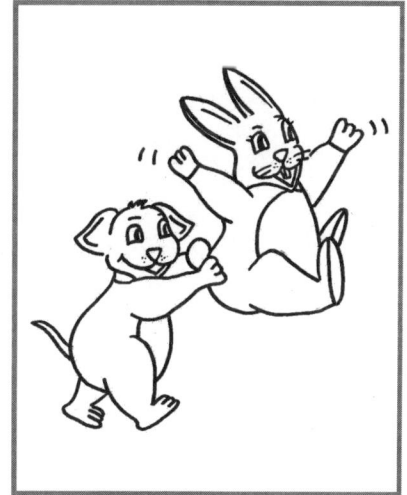

토끼가 물린다.

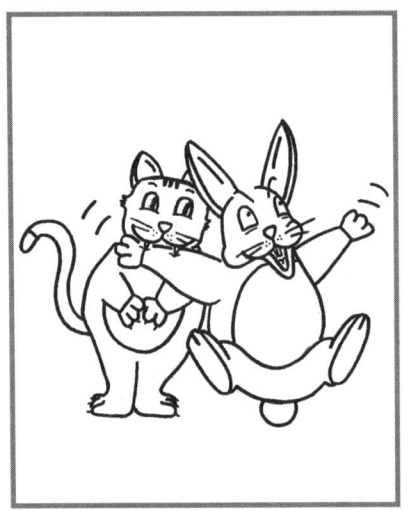 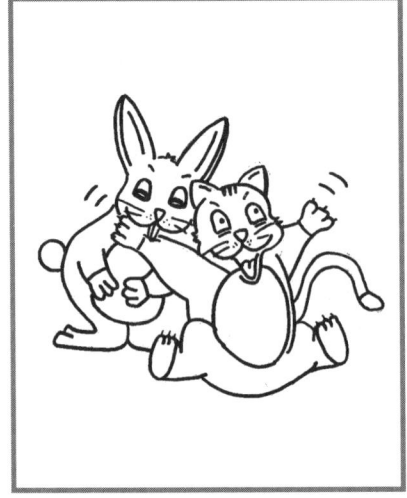

고양이를 잡는다.

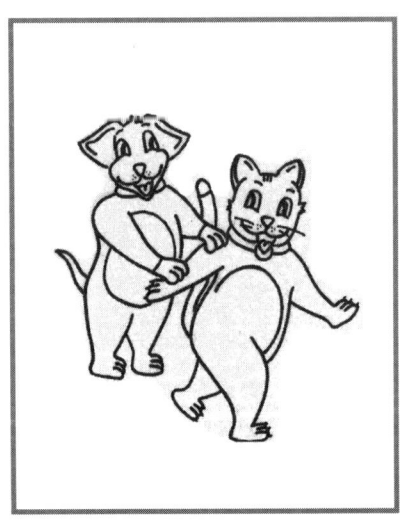 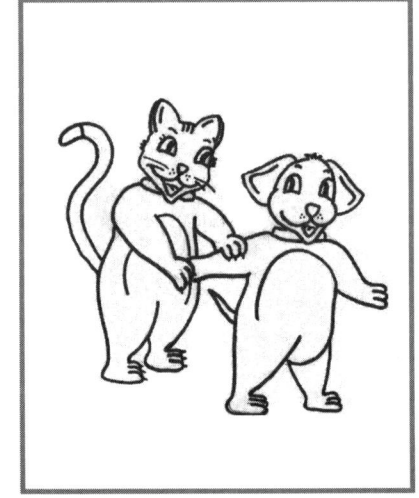

고양이가 업힌다.

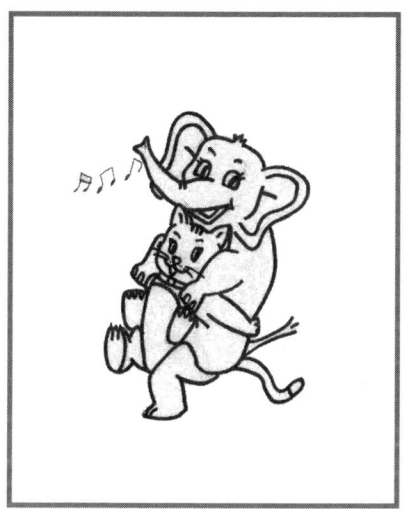 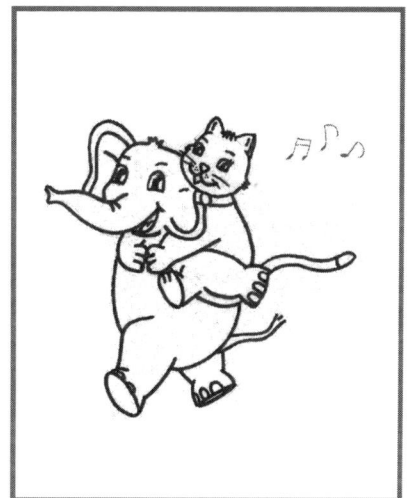

코끼리를 업는다.

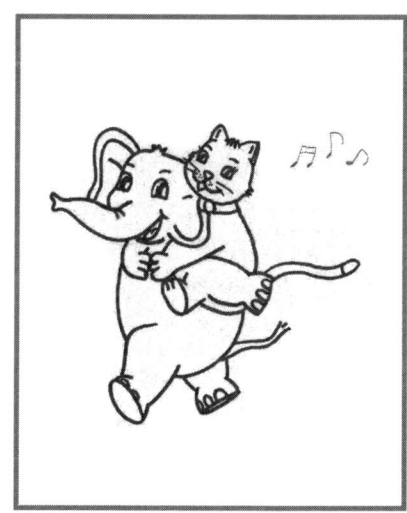 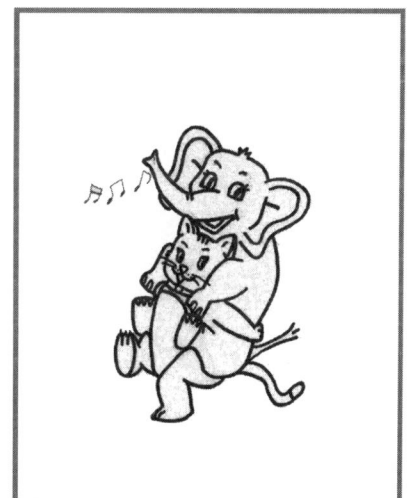

코끼리가 쫓는다.

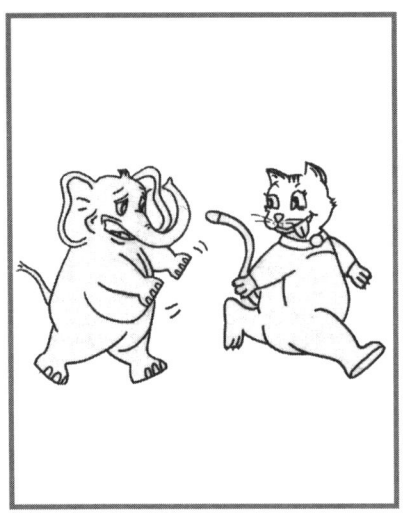
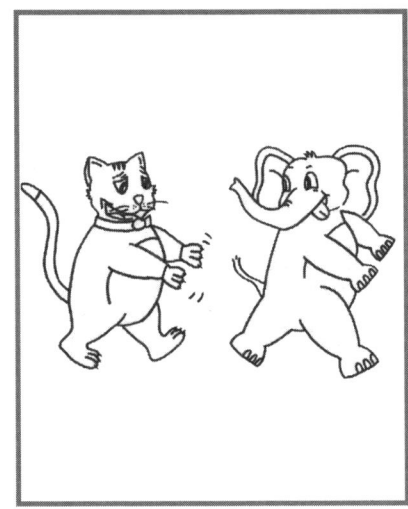

강아지에게 밀린다.

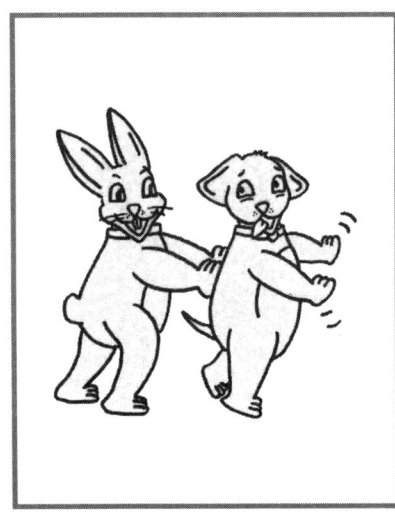
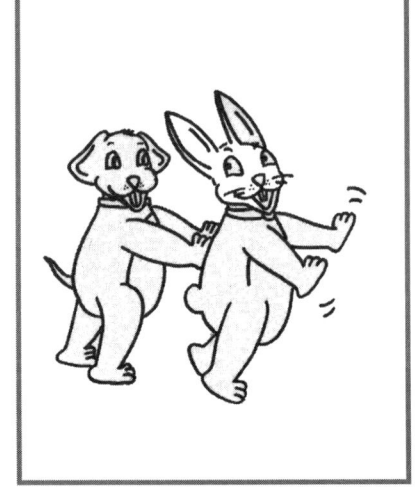

코끼리가 찍는다.

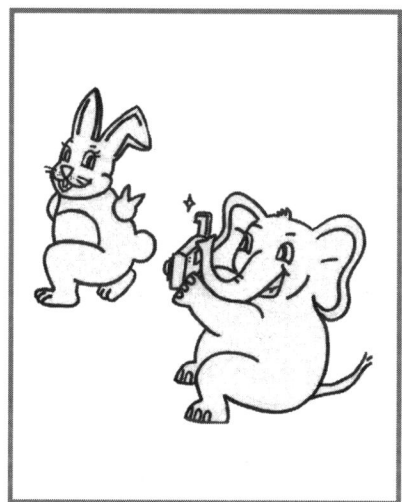 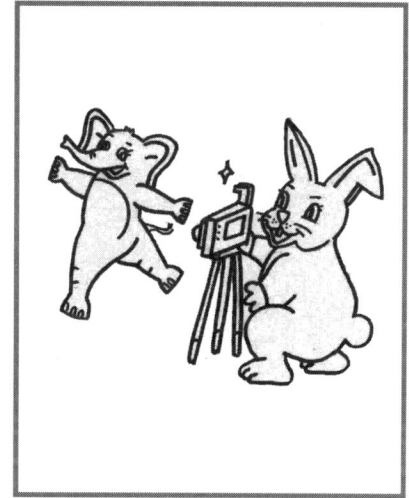

코끼리에게 찍힌다.

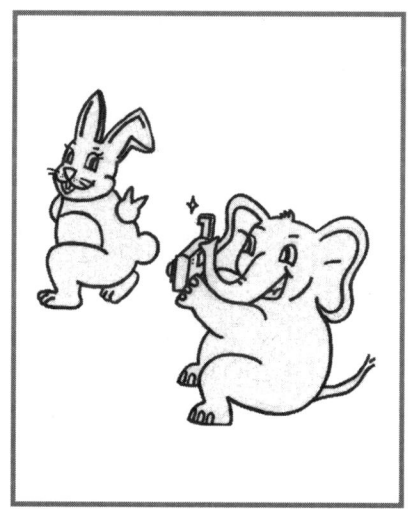 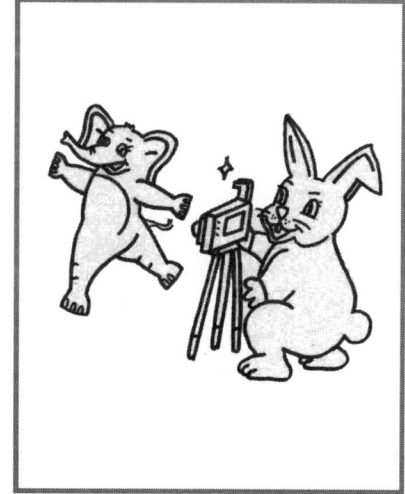

고양이가 찌른다.

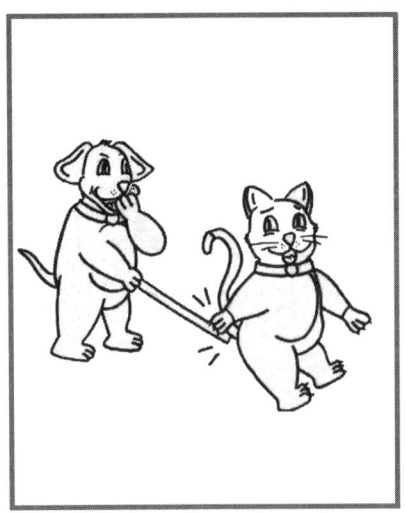 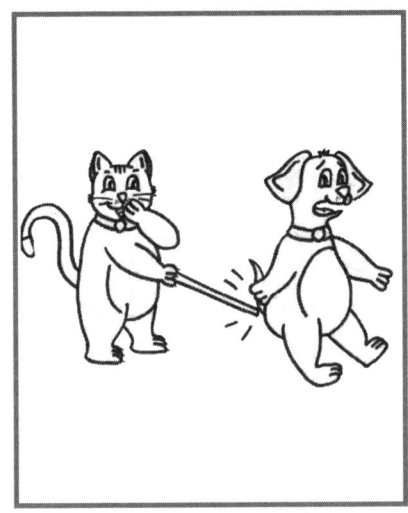

토끼에게 묶인다.

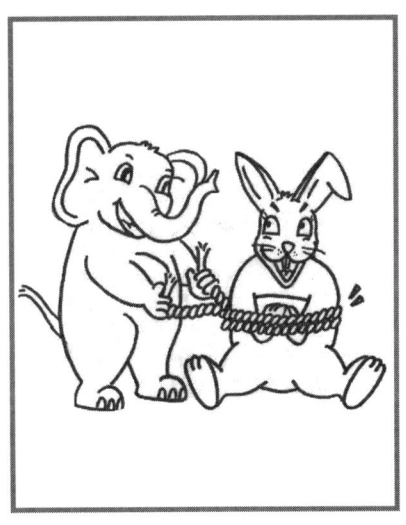 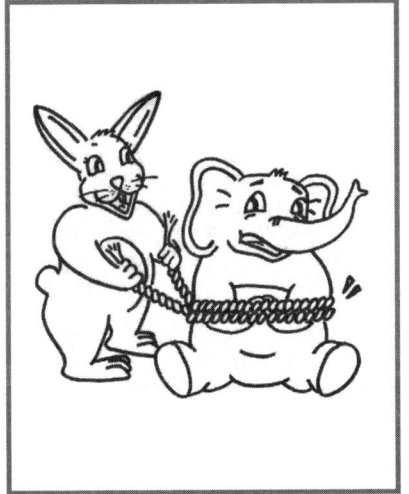

강아지가 찬다.

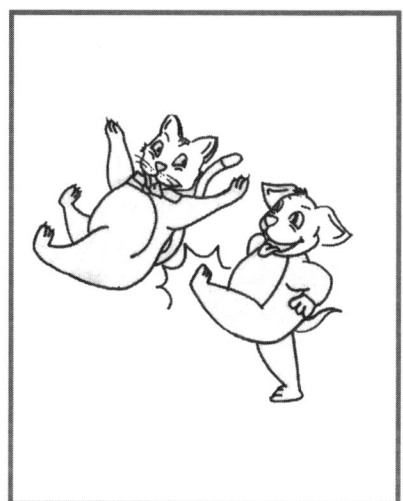 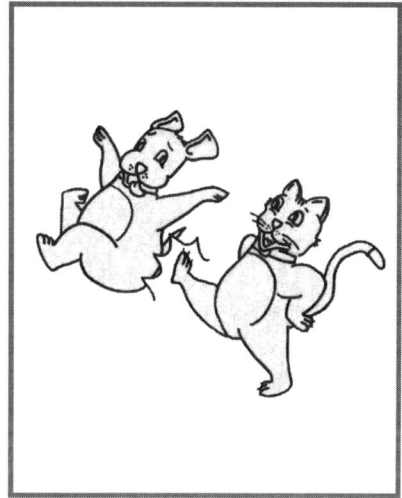

토끼에게 들린다.

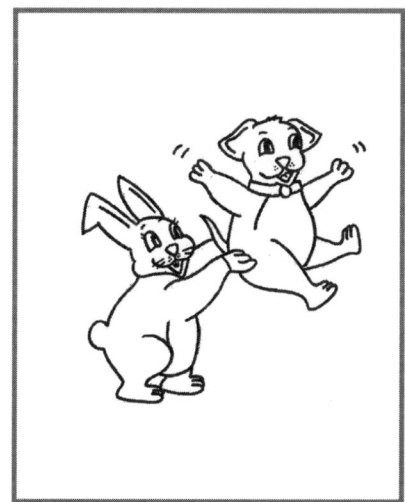 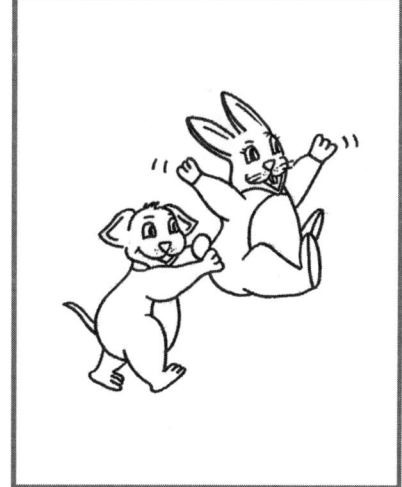

2) 그림 보고 맞는 능/피동문 고르기

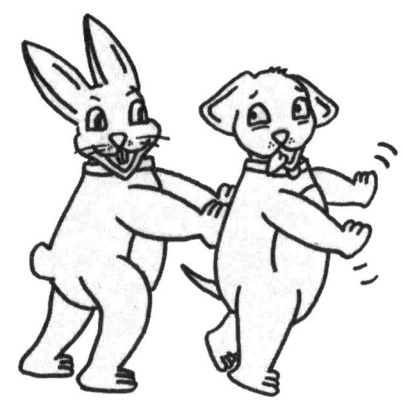

1. 강아지를 민다.

2. 토끼를 민다.

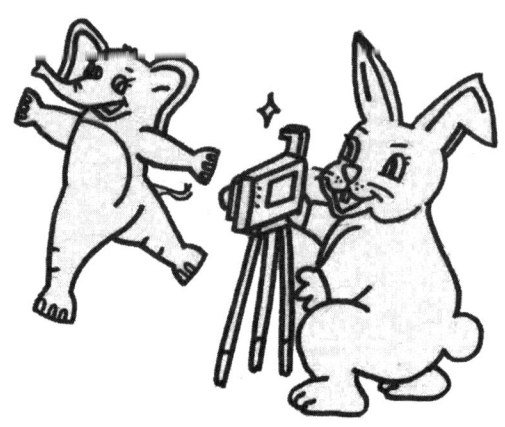

1. 코끼리가 찍는다.

2. 코끼리가 찍힌다.

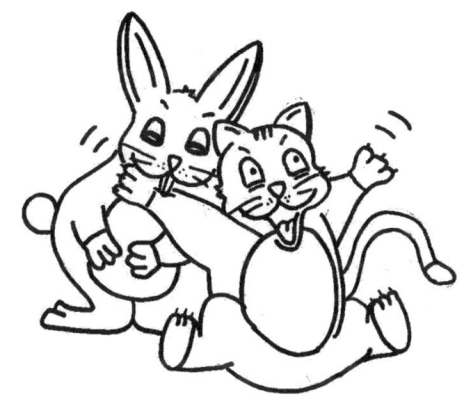

1. 토끼가 문다.

2. 고양이가 문다.

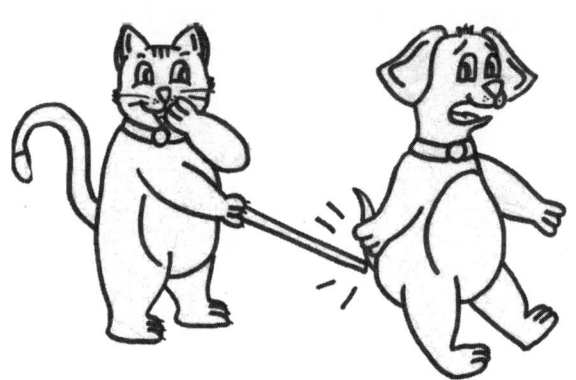

1. 개에게 찔린다.

2. 고양이에게 찔린다.

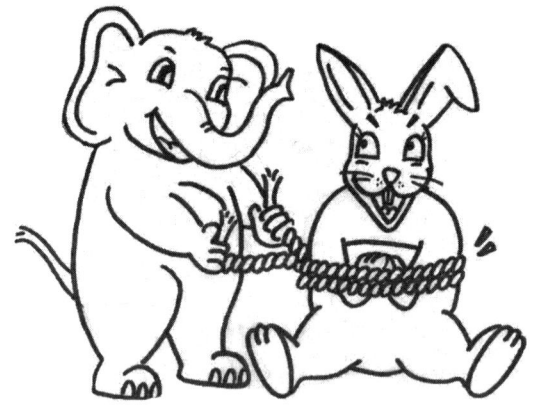

| 1. 토끼가 묶인다. |
| 2. 코끼리가 묶인다. |

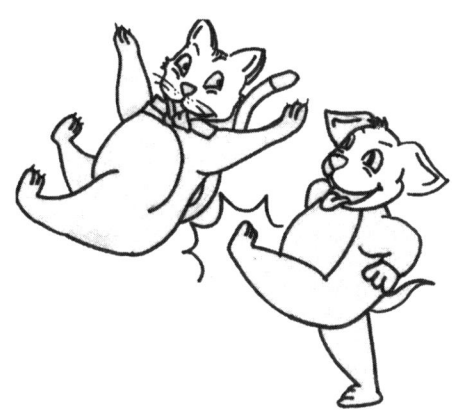

| 1. 고양이가 찬다. |
| 2. 강아지가 찬다. |

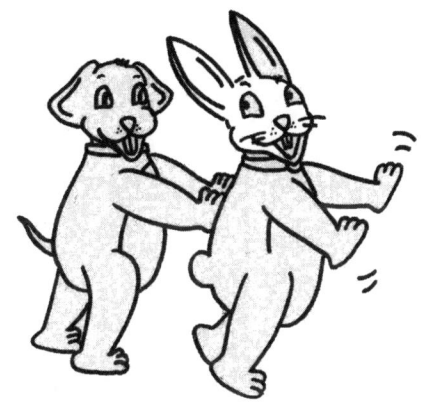

1. 토끼가 민다.

2. 토끼가 밀린다.

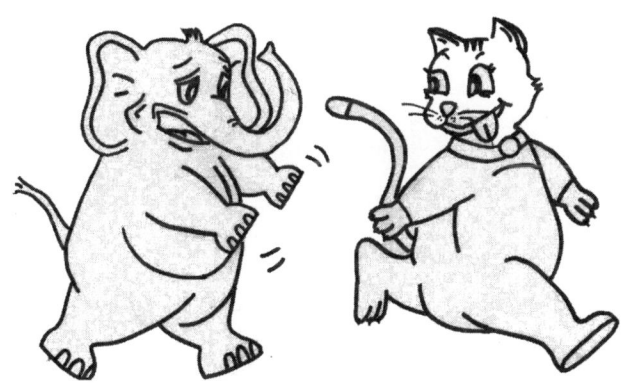

1. 코끼리가 쫓는다.

2. 코끼리가 쫓긴다.

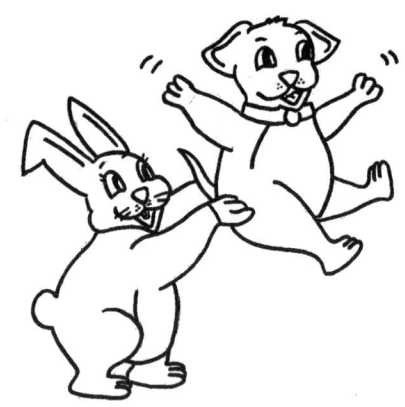

1. 강아지가 들린다.
2. 토끼가 들린다.

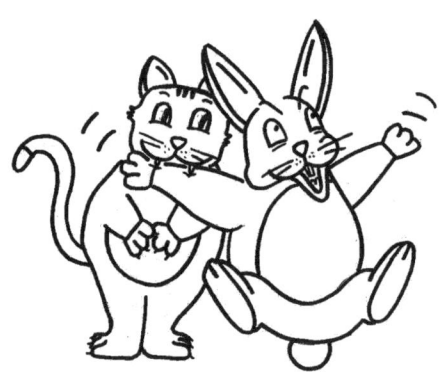

1. 토끼가 문다.
2. 고양이가 문다.

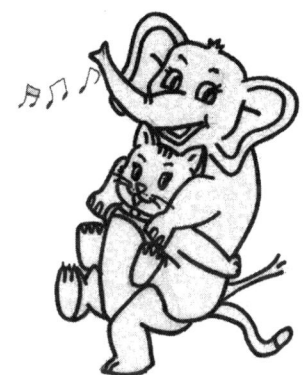

1. 고양이에게 업힌다.

2. 코끼리에게 업힌다.

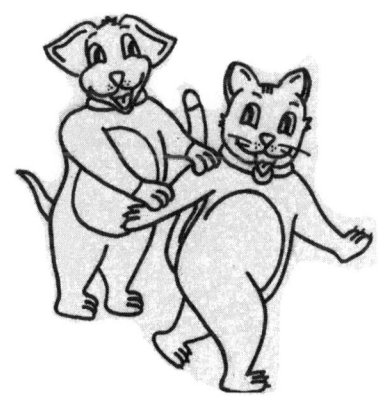

1. 고양이가 잡힌다.

2. 고양이가 잡는다.

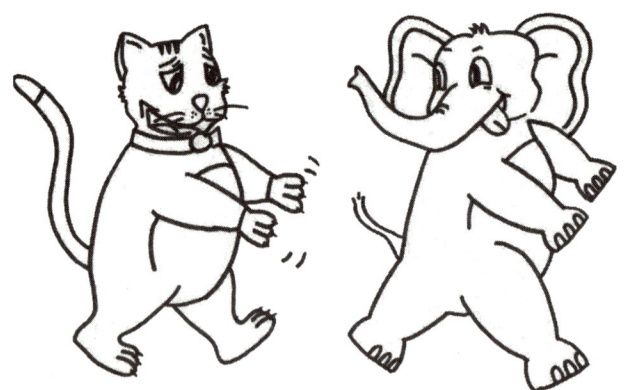

1. 코끼리를 쫓는다.
2. 고양이를 쫓는다.

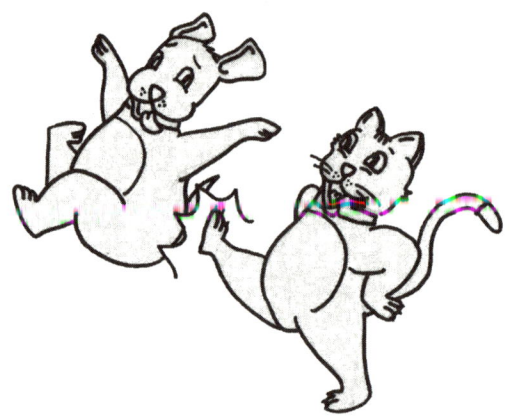

1. 개가 차인다.
2. 고양이가 차인다.

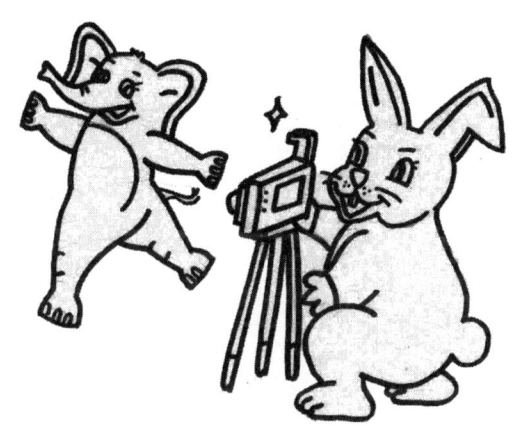

1. 토끼가 찍는다.

2. 토끼가 찍힌다.

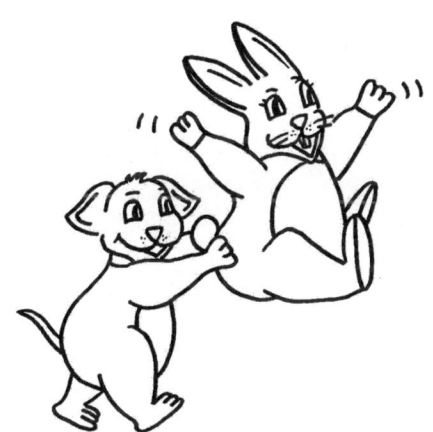

1. 토끼가 든다.

2. 강아지가 든다.

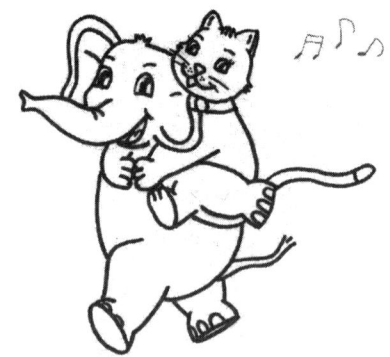

| 1. 코끼리를 업는다. |
| 2. 고양이를 업는다. |

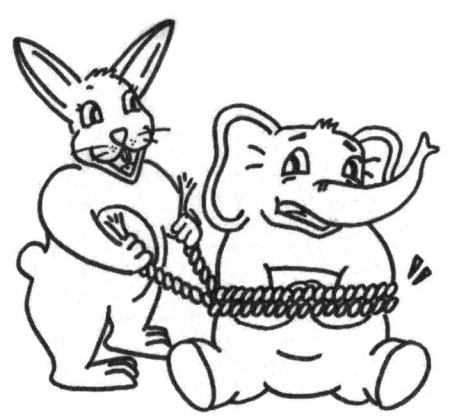

| 1. 토끼가 묶는다. |
| 2. 토끼가 묶인다. |

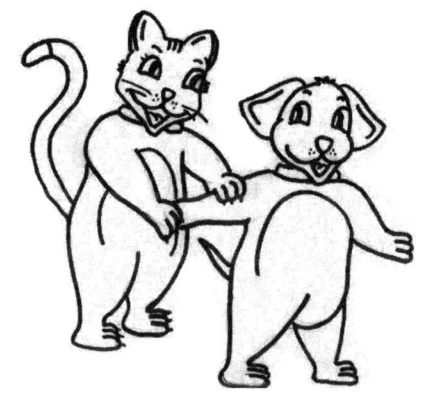

1. 고양이에게 잡힌다.
2. 강아지에게 잡힌다.

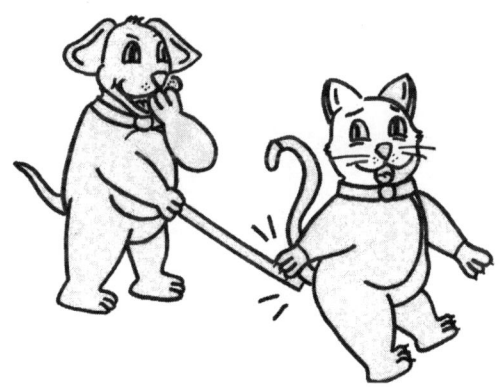

1. 고양이가 찔린다.
2. 강아지가 찔린다.

3) 3어절 문장 읽고 그림 선택하기

토끼가 강아지를 민다.

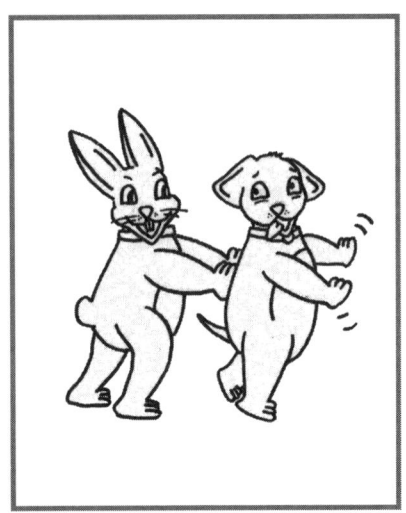 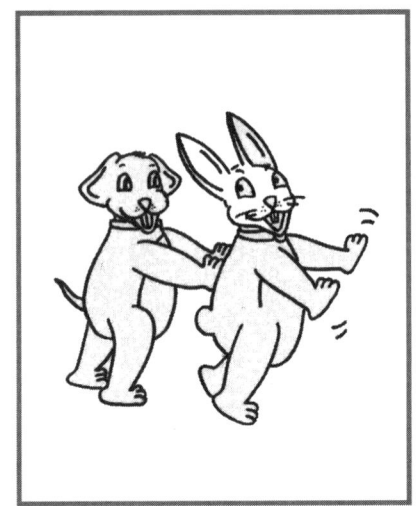

코끼리가 토끼를 찍는다.

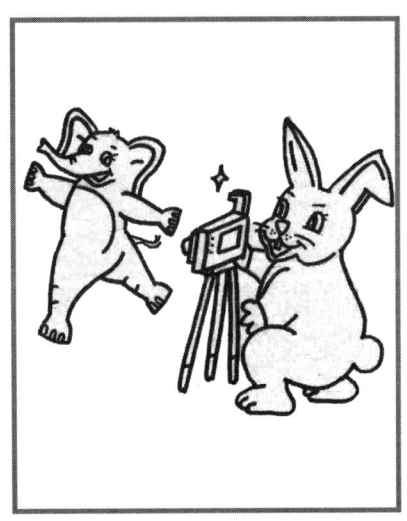 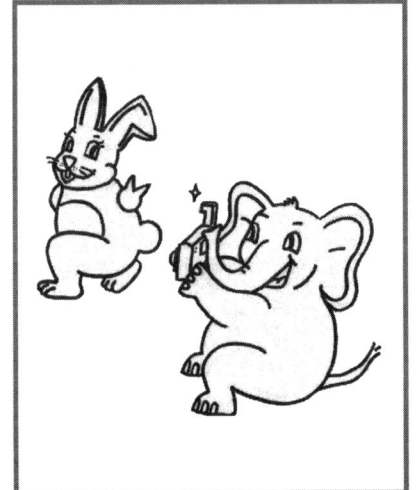

강아지에게 토끼가 밀린다.

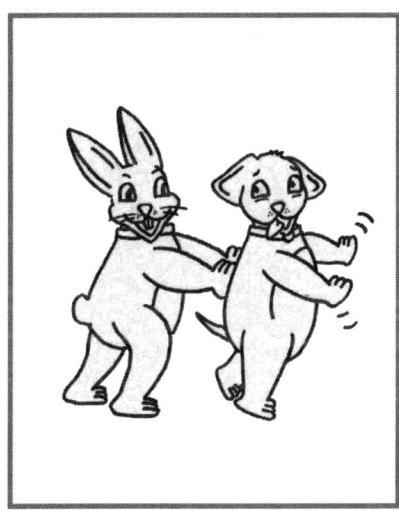 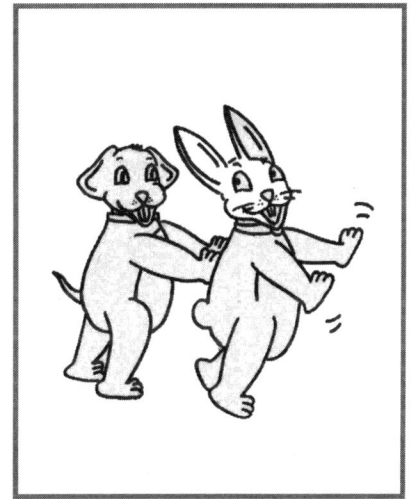

토끼가 코끼리를 묶는다.

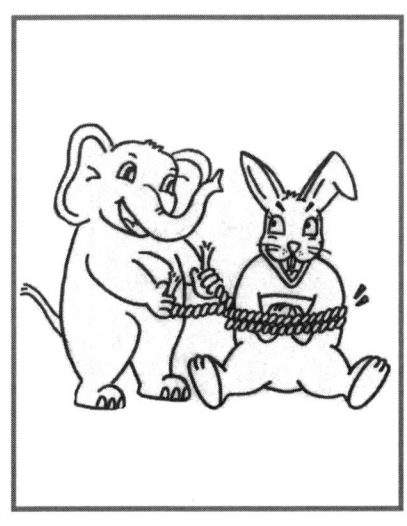 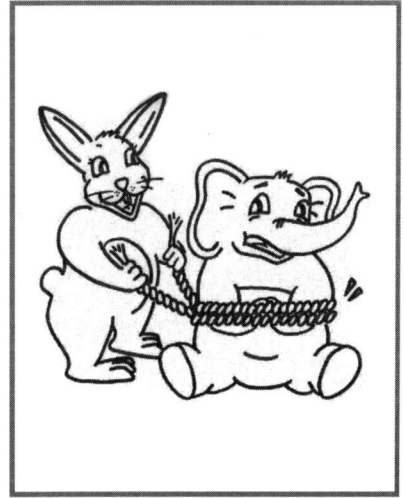

고양이가 강아지에게 차인다.

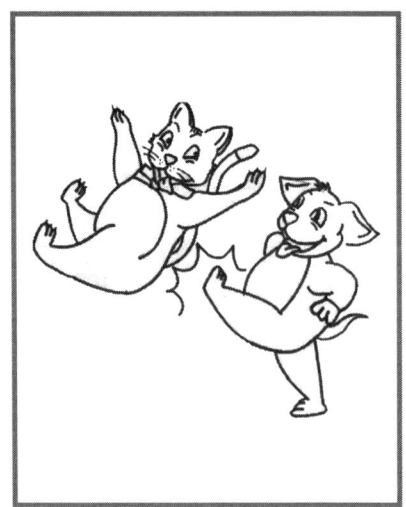 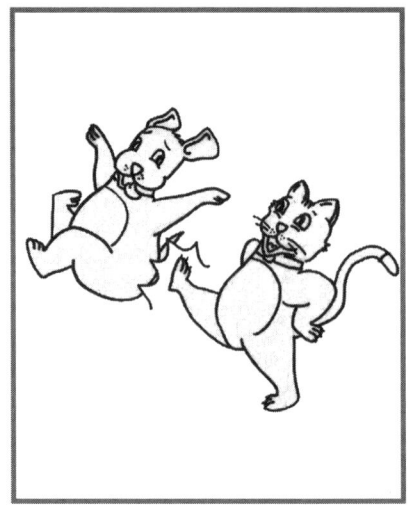

강아지가 고양이를 찬다.

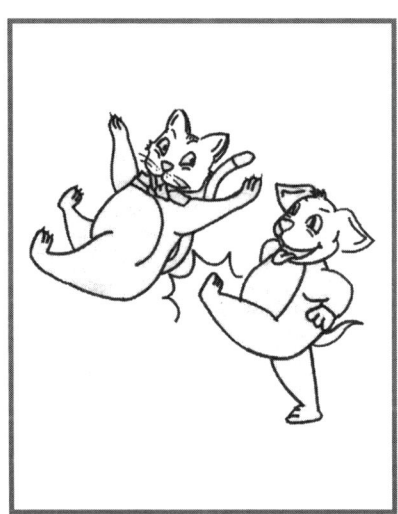 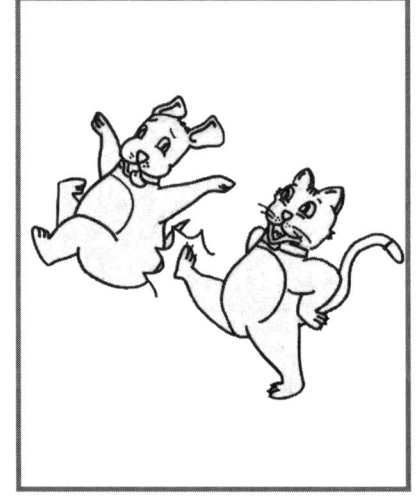

강아지에게 고양이가 찔린다.

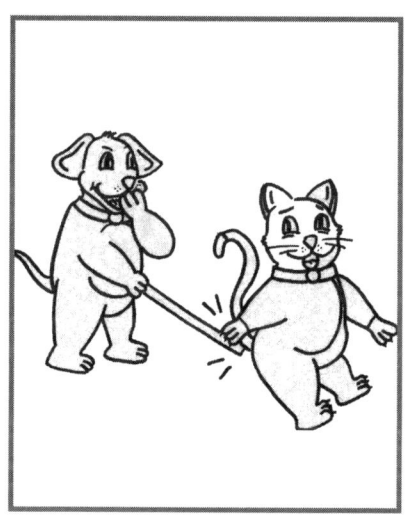 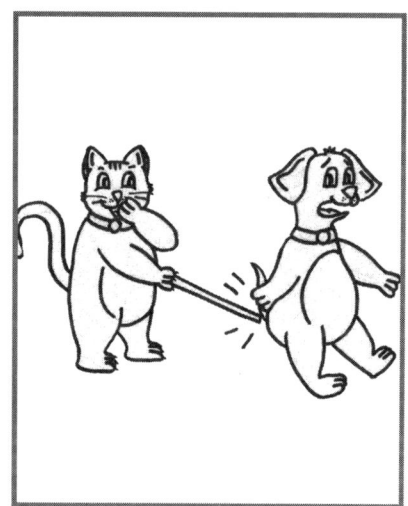

토끼가 강아지에게 들린다.

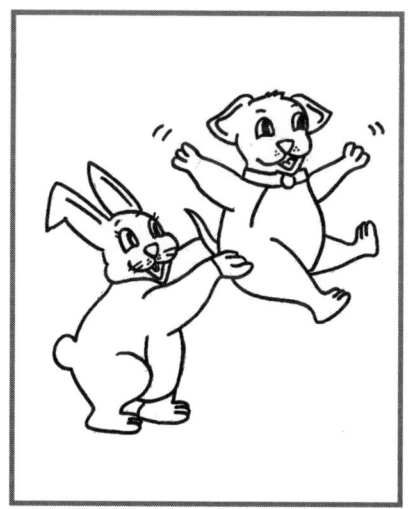 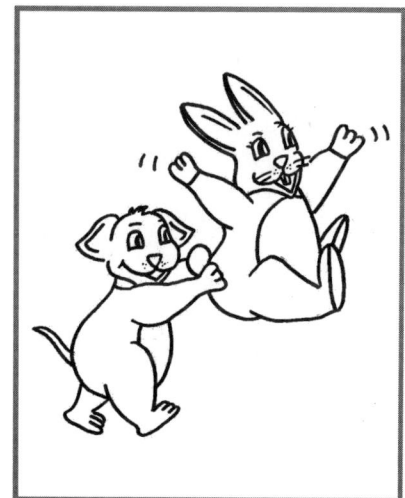

고양이가 토끼를 문다.

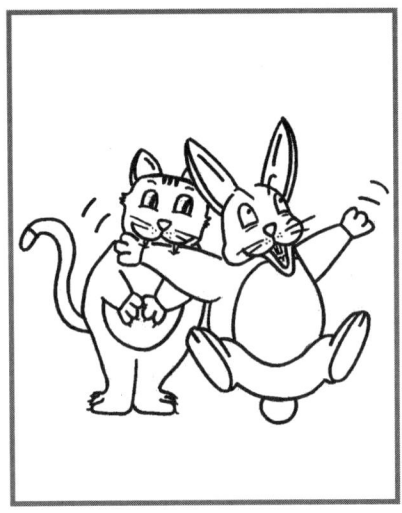 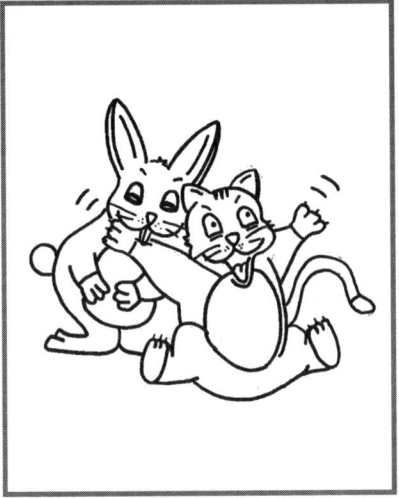

고양이가 강아지에게 잡힌다.

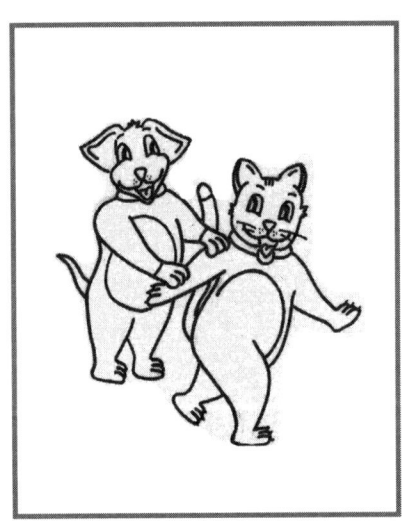 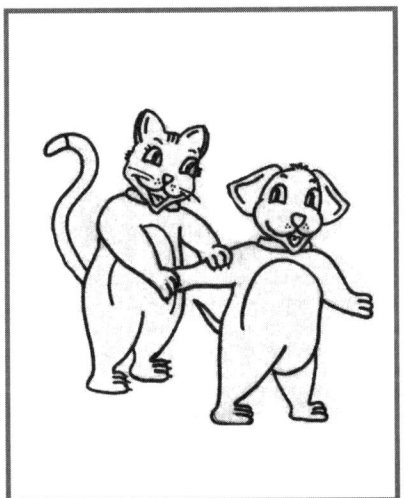

코끼리가 고양이를 업는다.

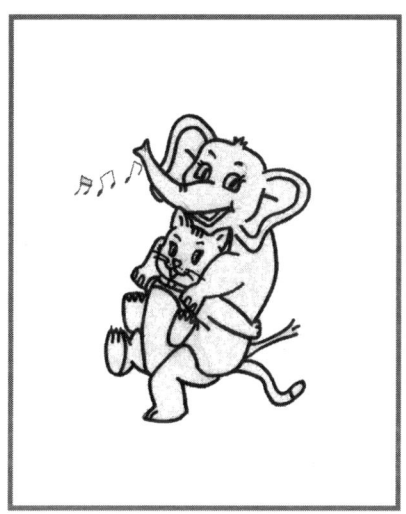 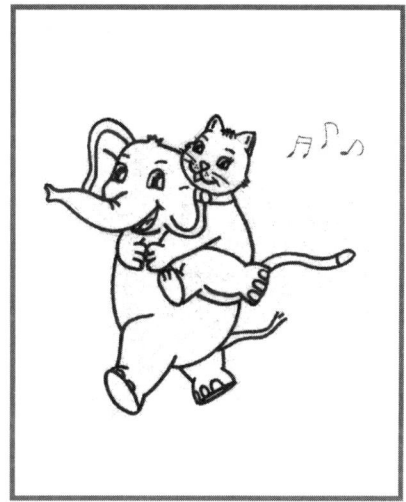

고양이가 코끼리에게 업힌다.

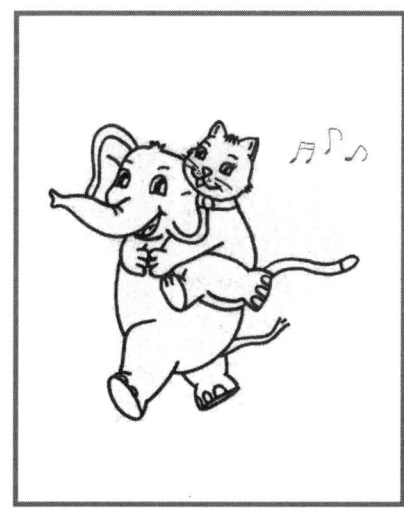 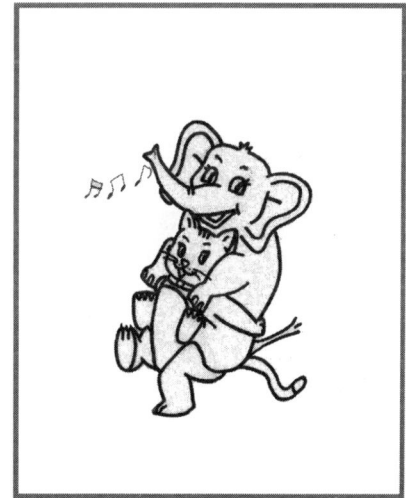

코끼리가 고양이를 쫓는다.

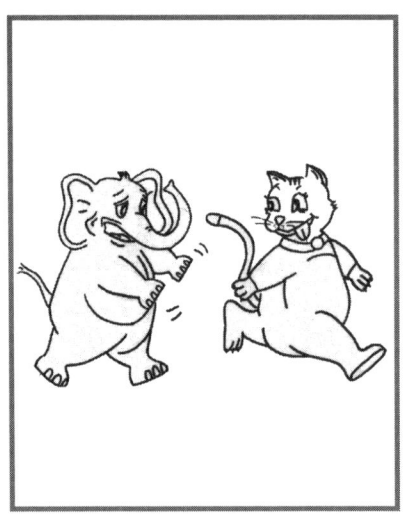 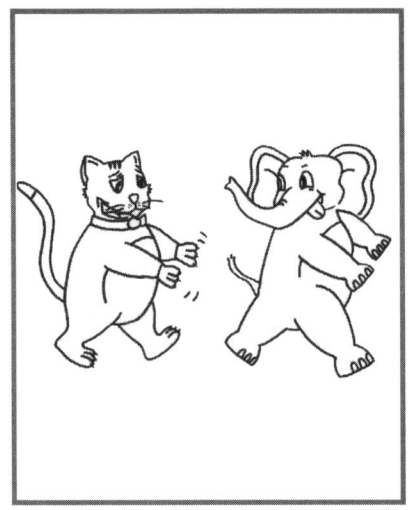

강아지가 토끼에게 밀린다.

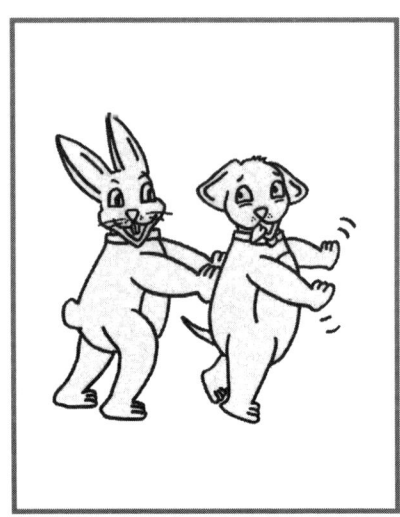 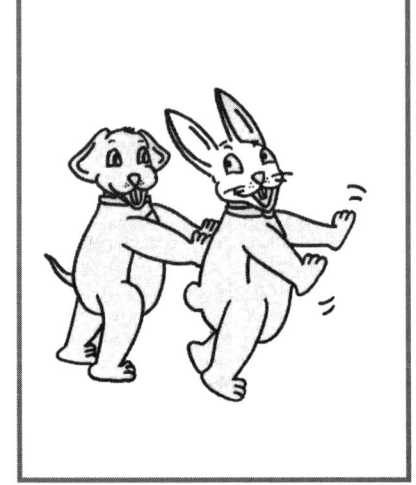

토끼가 코끼리를 찍는다.

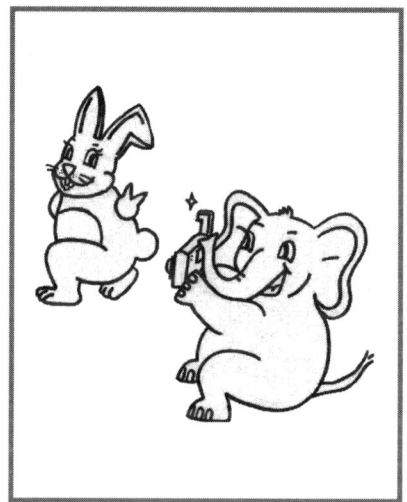 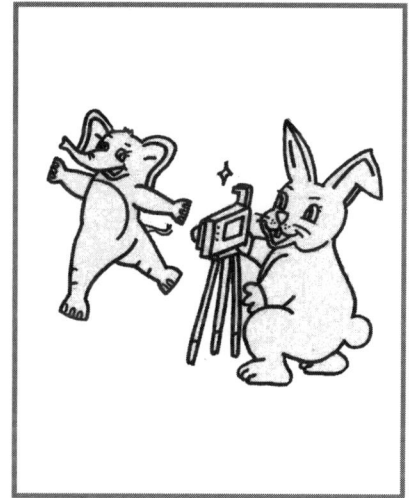

코끼리가 토끼에게 찍힌다.

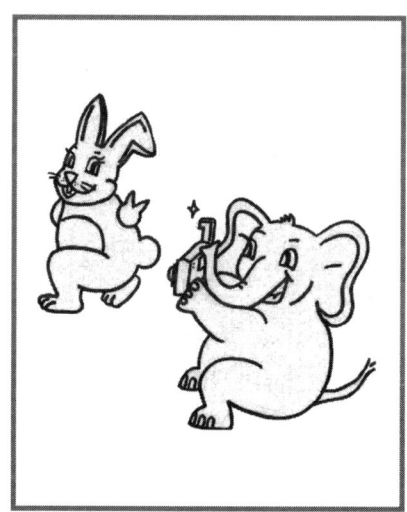 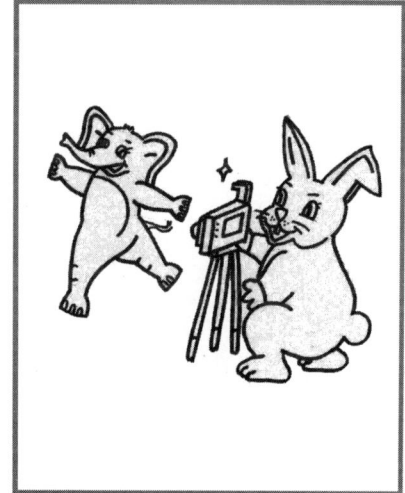

강아지가 고양이를 찌른다.

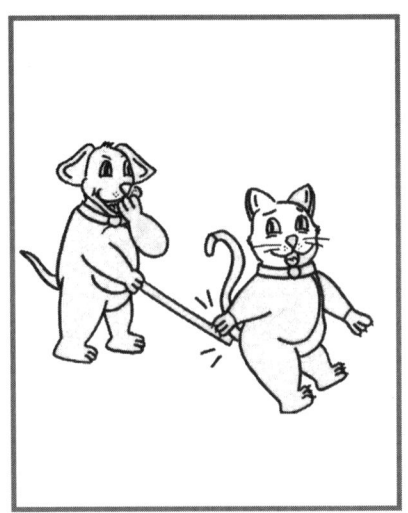 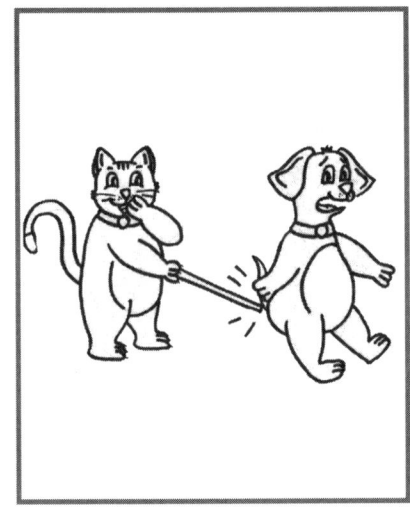

코끼리가 토끼에게 묶인다.

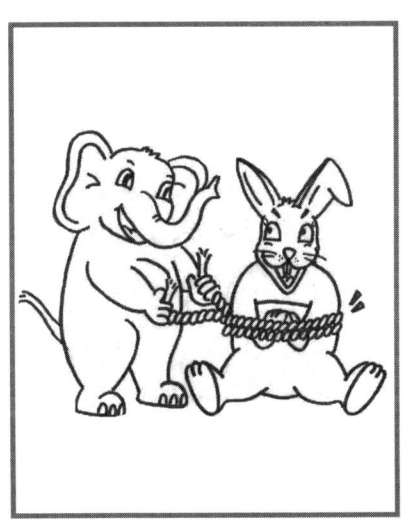 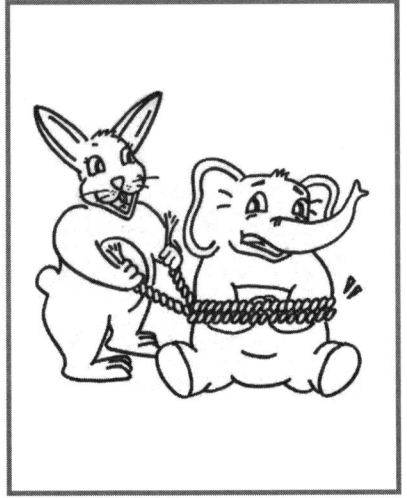

강아지에게 고양이가 차인다.

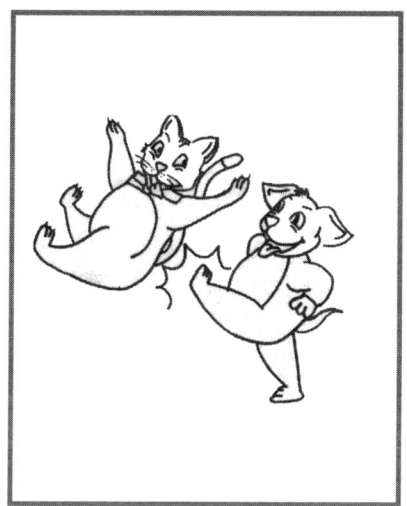
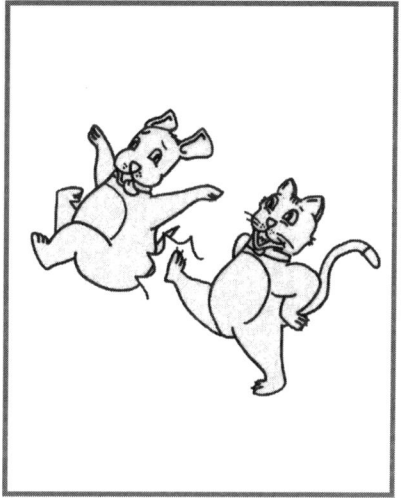

토끼에게 강아지가 들린다.

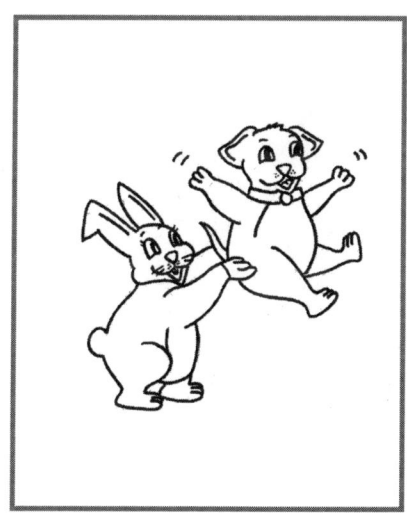
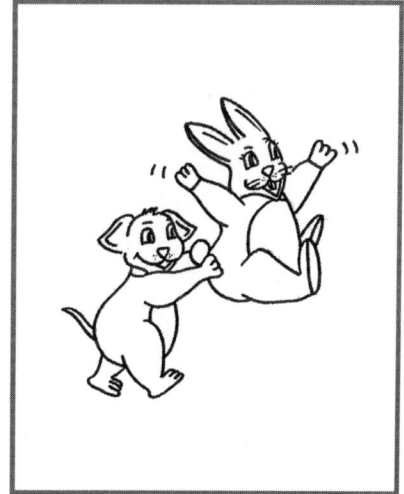

4) 그림 보고 3어절 문장 선택하기

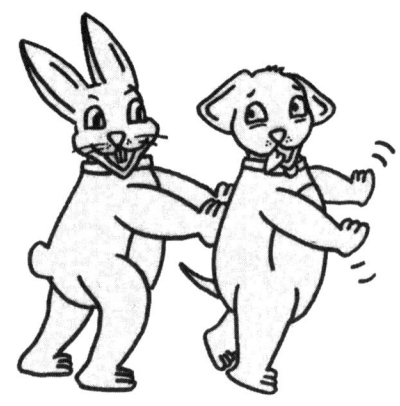

1. 토끼가 강아지를 민다.

2. 강아지를 토끼가 민다.

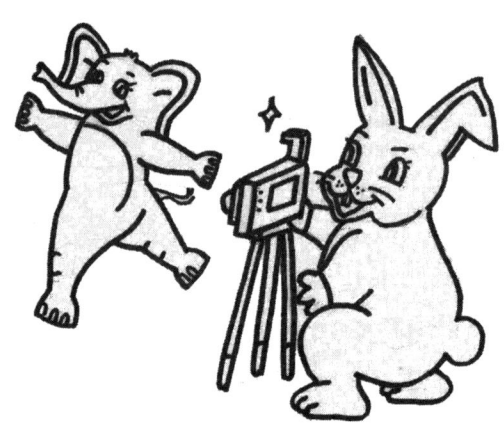

1. 토끼가 코끼리에게 찍힌다.

2. 토끼가 코끼리를 찍는다.

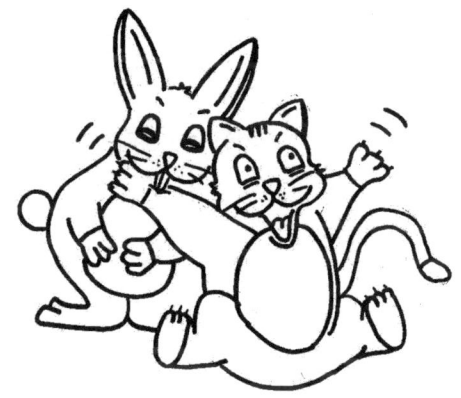

1. 토끼가 고양이를 문다.

2. 토끼가 고양이에게 물린다.

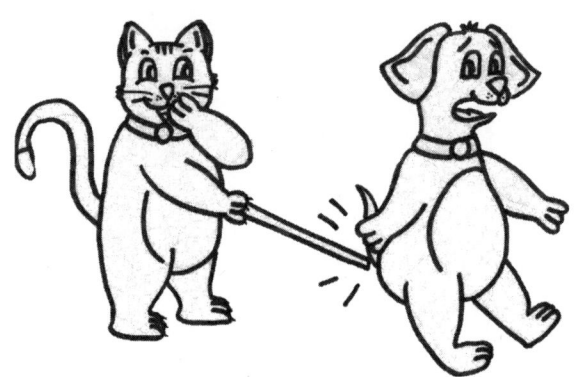

1. 고양이가 개에게 찔린다.

2. 개가 고양이에게 찔린다.

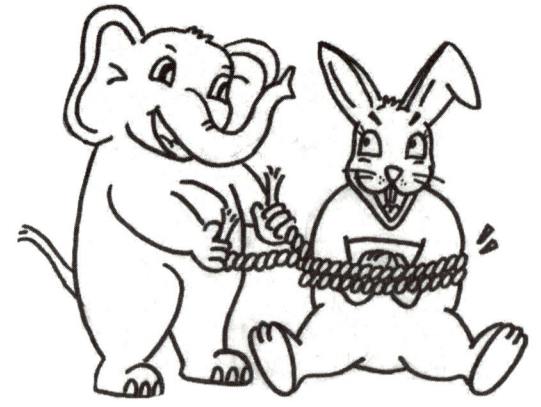

1. 토끼가 코끼리에게 묶인다.

2. 코끼리가 토끼에게 묶인다.

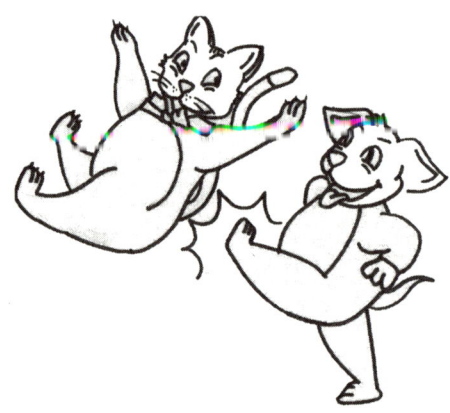

1. 강아지가 고양이를 찬다.

2. 고양이가 강아지를 찬다.

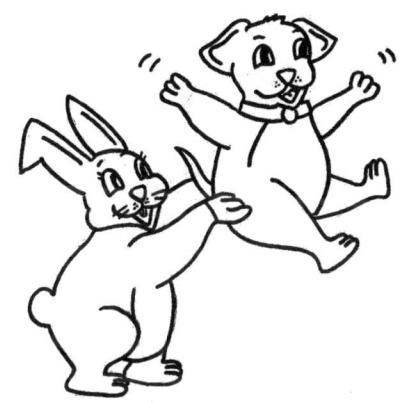

1. 강아지가 토끼에게 들린다.

2. 토끼가 강아지에게 들린다.

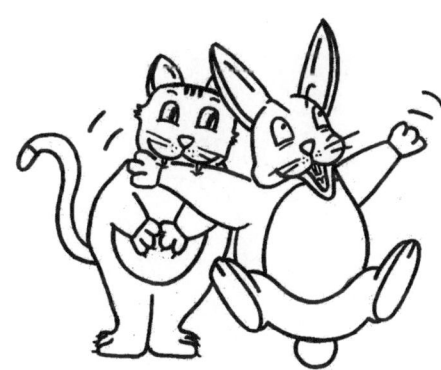

1. 토끼가 고양이를 문다.

2. 토끼가 고양이에게 물린다.

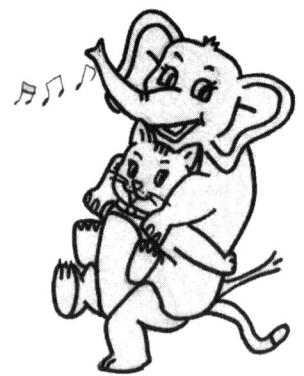

1. 코끼리가 고양이에게 업힌다.

2. 코끼리가 고양이를 업는다.

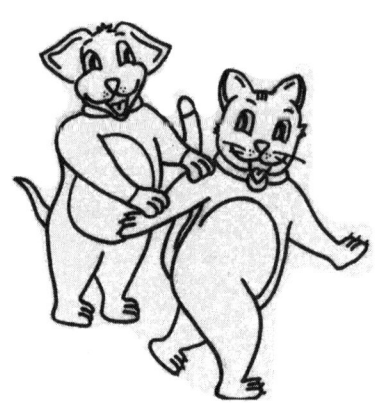

1. 고양이가 강아지를 잡는다.

2. 강아지가 고양이를 잡는다.

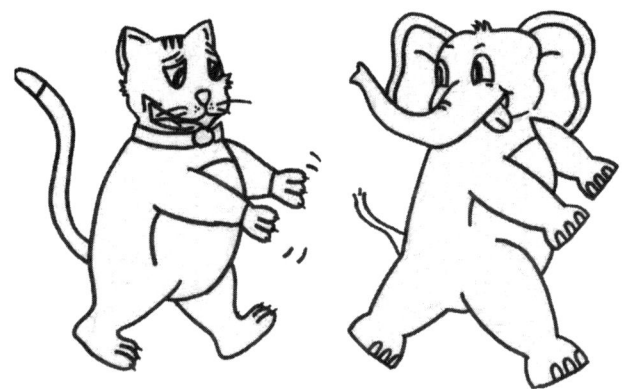

1. 코끼리가 고양이에게 쫓긴다.

2. 고양이가 코끼리에게 쫓긴다.

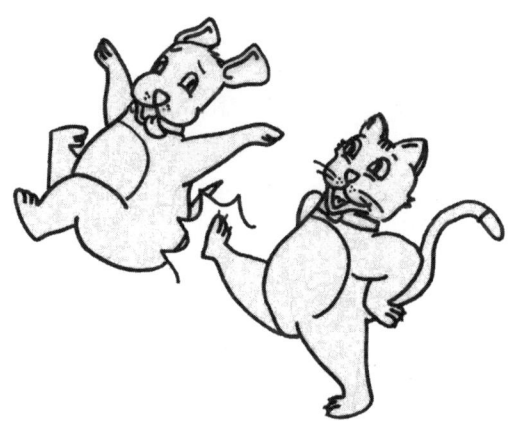

1. 고양이가 개를 찬다.

2. 고양이가 개에게 차인다.

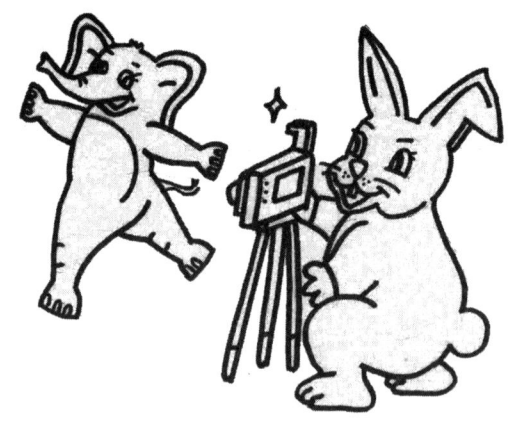

1. 토끼가 코끼리에게 찍힌다.

2. 코끼리가 토끼에게 찍힌다.

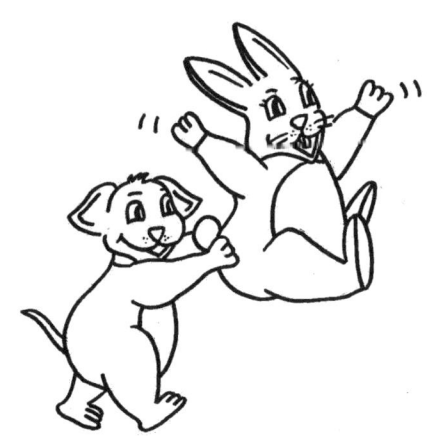

1. 강아지가 토끼를 든다.

2. 토끼가 강아지를 든다.

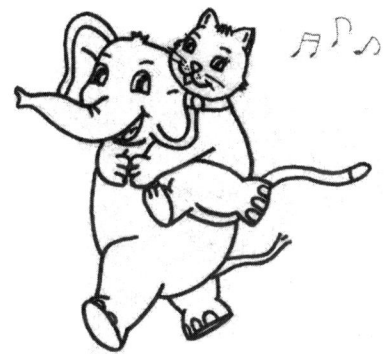

1. 고양이에게 코끼리가 업힌다.

2. 코끼리가 고양이를 업는다.

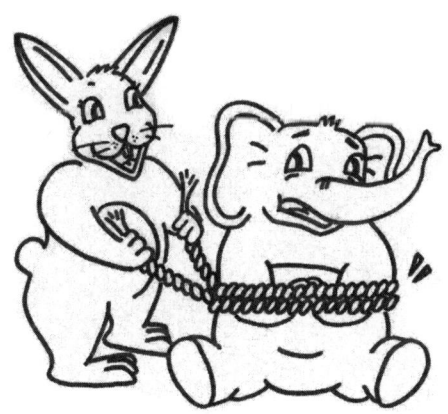

1. 코끼리가 토끼에게 묶인다.

2. 토끼가 코끼리에게 묶인다.

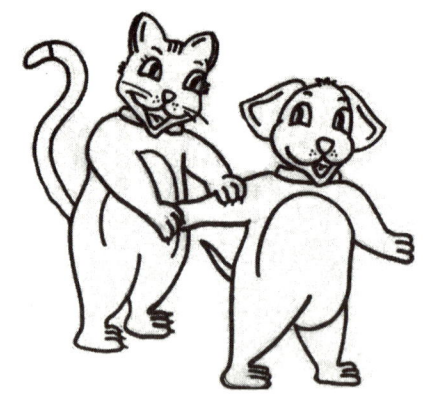

1. 고양이가 강아지를 잡는다.

2. 고양이가 강아지에게 잡힌다.

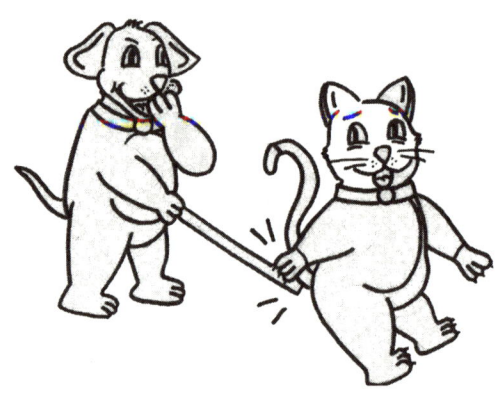

1. 고양이가 강아지를 찌른다.

2. 강아지가 고양이를 찌른다.

5) 그림 보고 문장 정/오판단 뒤 수정하기

그림을 보고 밑줄 친 부분이 문장에 맞는지 판단 후, 맞으면 한 번 더 써 보시고 틀리면 수정해서 맞게 써 보세요.

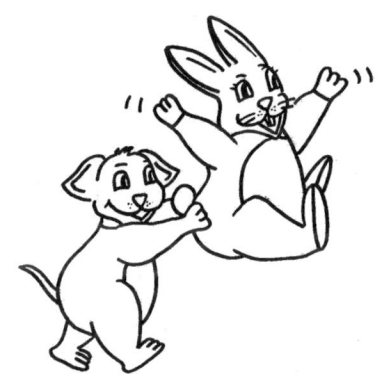

| 강아지**가** 토끼를 든다. | ➡ | ○ | × |

⇒

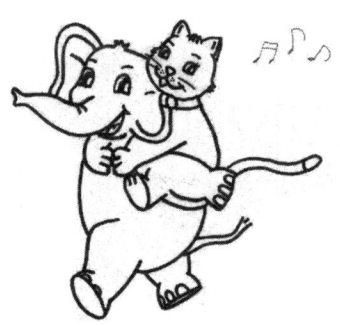

| 코끼리**에게** 고양이를 업는다. | ➡ | ○ | × |

⇒

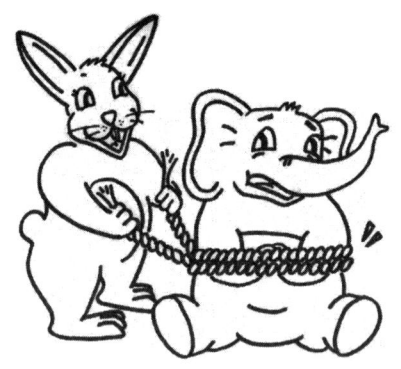

| **코끼리**가 **토끼**를 묶는다. | ➡ | ○ | × |

⇒

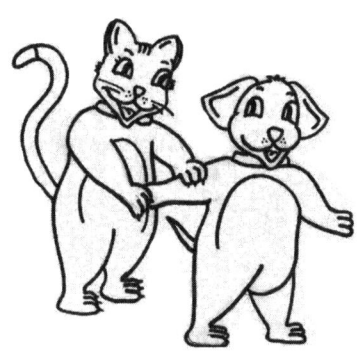

| **강아지**가 **고양이**를 잡는다. | ➡ | ○ | × |

⇒

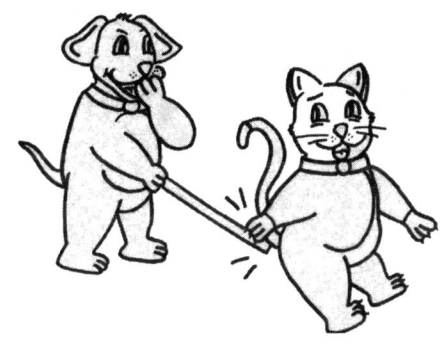

| 강아지가 고양이를 **찌른다.** | ➡ | ○ | × |

⇒

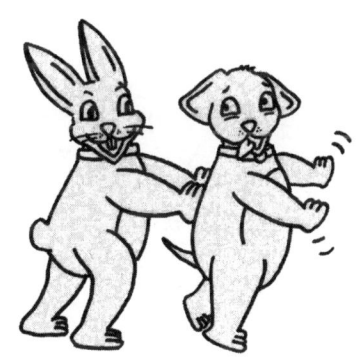

| 토끼에게 강아지가 **민다.** | ➡ | ○ | × |

⇒

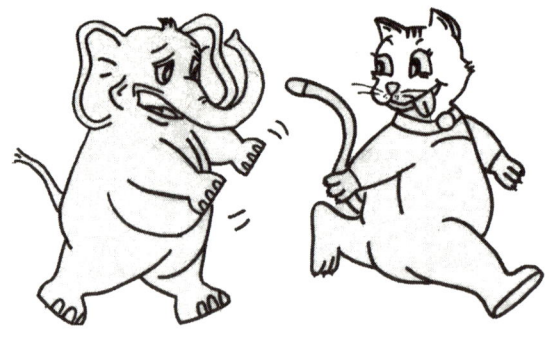

| 코끼리가 고양이를 **쫓긴다.** | ➡ | ○ | × |

⇒

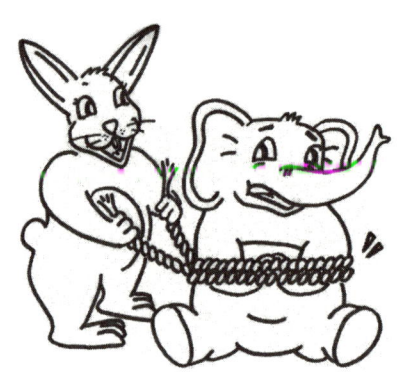

| **코끼리**에게 **토끼**가 묶인다. | ➡ | ○ | × |

⇒

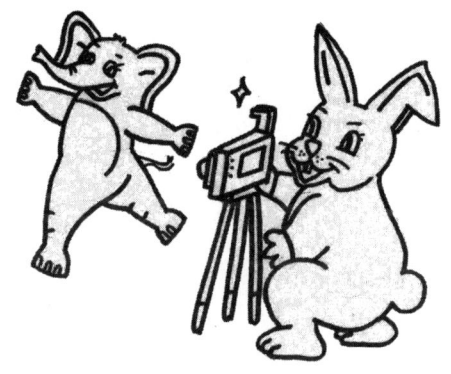

| 토끼를 코끼리를 찍는다. | ➡ | ○ | × |

⇒

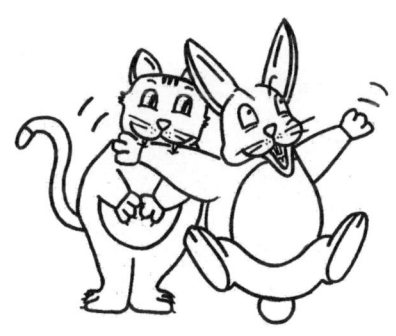

| 고양이가 토끼에게 문다. | ➡ | ○ | × |

⇒

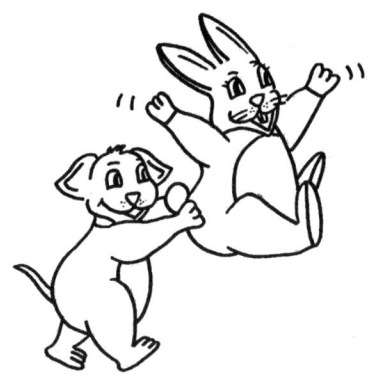

| 토끼에게 강아지가 들린다. | ➡ | ○ | × |

⇒

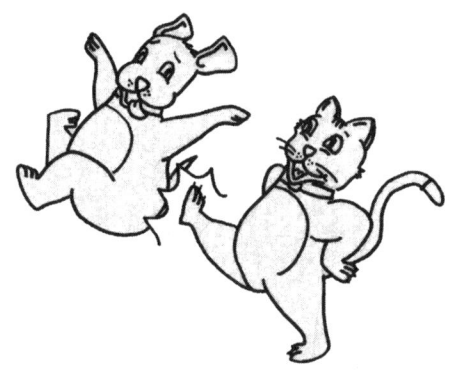

| 강아지가 고양이에게 차인다. | ➡ | ○ | × |

⇒

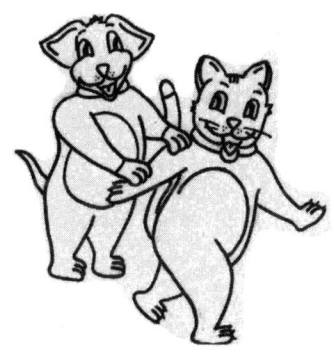

| 고양이가 강아지에게 **잡는다**. | ➡ | ○ | × |

⇒

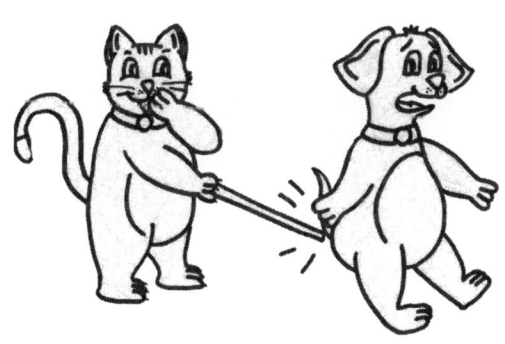

| 고양이가 강아지**에게** 찌른다. | ➡ | ○ | × |

⇒

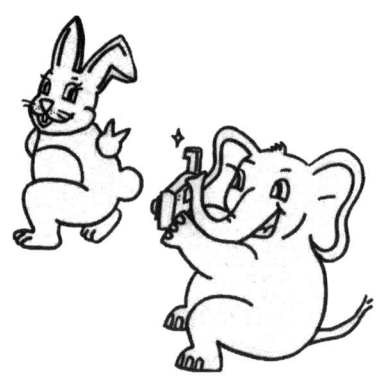

| 코끼리가 토끼를 **찍는다**. | ➡ | ○ | × |

⇒

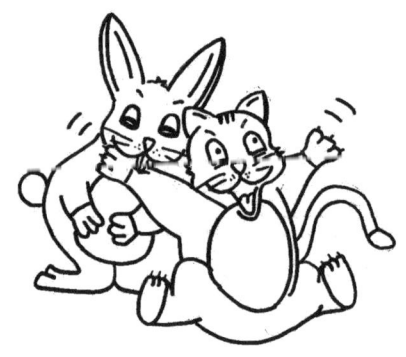

| **고양이**가 **토끼**를 문다. | ➡ | ○ | × |

⇒

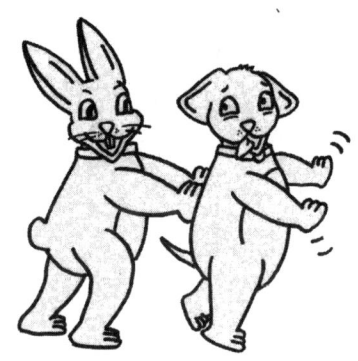

| 토끼가 강아지를 **밀린다.** | ➡ | ○ | × |

⇒

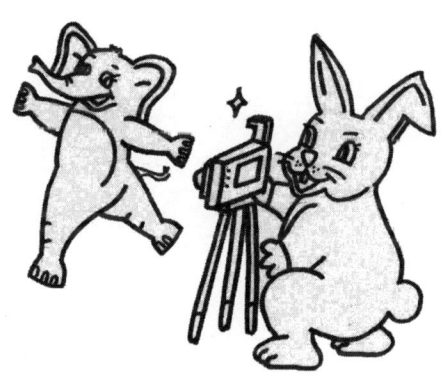

| 코끼리**를** 토끼에게 찍힌다. | ➡ | ○ | × |

⇒

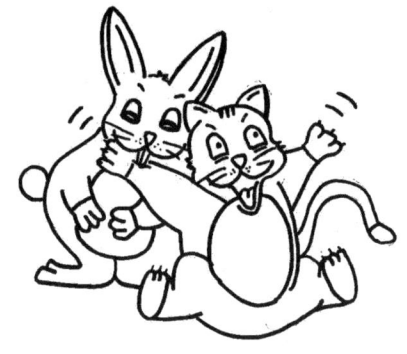

| **고양이**가 **토끼**에게 물린다. | ➡ | ○ | × |

⇒

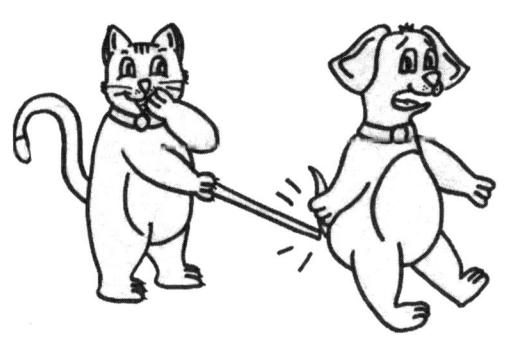

| **강아지**가 **고양이**를 찌른다. | ➡ | ○ | × |

⇒

6) 동사의 형태(능/피동)를 보고 맞는 문법 형태소 채워 넣기

1. 토끼(　) 강아지를 민다.
2. 코끼리가 토끼(　) 찍는다.
3. 강아지(　) 토끼가 밀린다.
4. 토끼가 코끼리를 묶(　).
5. 고양이가 강아지(　) 차인다.
6. 강아지가 고양이(　) 찬다.
7. 강아지에게 고양이(　) 찔린다.
8. 토끼가 강아지(　) 들린다.
9. 고양이(　) 토끼를 문다.
10. 고양이가 강아지에게 잡(　).
11. 코끼리가 고양이를 업(　).
12. 고양이가 코끼리(　) 업힌다.
13. 코끼리가 고양이를 쫓(　).
14. 강아지(　) 토끼에게 밀린다.
15. 토끼가 코끼리를 찍(　).
16. 코끼리가 토끼(　) 찍힌다.
17. 강아지가 고양이(　) 찌른다.
18. 코끼리가 토끼에게 묶(　).
19. 강아지(　) 고양이가 차인다.
20. 토끼에게 강아지(　) 들린다.

7

문장 내 동음이의어/ 다의어의 이해

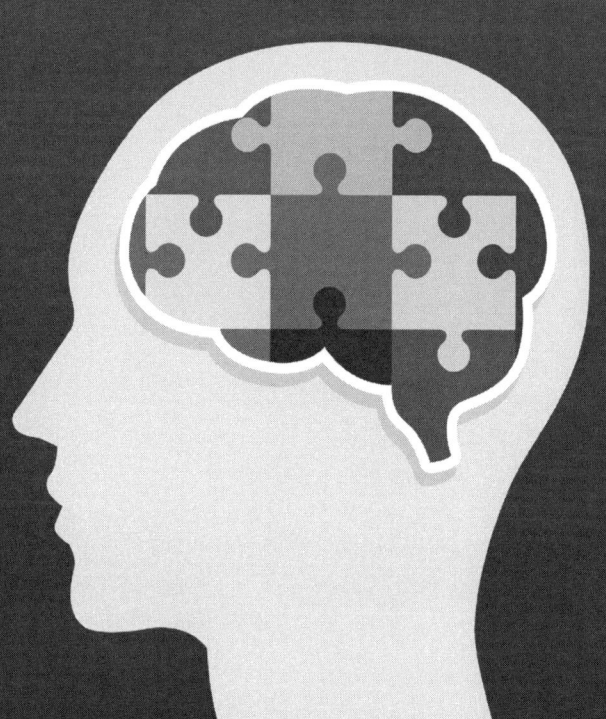

1) 문장 읽고 맞는 뜻 찾기(동음이의어)

1. 먹는 밤

① 야간 근무로 인해 밤에 퇴근하였다.

② 쌀을 씻고 밤을 넣어 맛있는 저녁을 준비하였다.

③ 하늘을 올려다보니 밤에 떠 있는 별은 아름답다.

2. 타고 다니는 차

① 나는 고향을 가기 위해 차로 3시간 운전했다.

② 퇴근하고 집에 와서 향긋한 차를 즐겼다.

③ 몸에 좋은 재료로 건강한 차를 만들어 보았다.

3. 얼굴 부위 눈

① 눈을 맞으며 나는 딸과 산책을 했다.

② 출근길에 눈으로 인해 길이 미끄러웠다.

③ 슬픈 영화를 보니 울음이 나서 눈이 빨개졌다.

4. 먹는 배

① 아이스크림을 많이 먹어서 배가 아팠다.

② 저녁을 많이 먹어서 배가 더부룩하였다.

③ 감기에 걸려서 배를 끓여 차로 마셨다.

5. 신체 일부의 다리

① 나는 길을 가다가 넘어져서 다리를 다쳤다.

② 길을 걷다 다리 밑을 보니 아름다운 강이 흘렀다.

③ 책상 밑을 보니 다리가 부러져 있었다.

6. 병원 의사

① 나는 회의에서 내 의사를 분명히 말했다.

② 병원에서 어떤 치료를 할지 내 의사를 물어보셨다.

③ 머리가 아파 병원에 가서 의사를 만나 봐야겠다.

7. 수량의 양

① 넓은 들판에 많은 양들이 건초를 먹고 있었다.

② 창문을 보니 많은 양의 눈이 쌓였다.

③ 목장에는 양들이 뛰어놀고 있었다.

8. 산언덕의 고개

① 나는 장사를 하러 저 멀리 고개를 넘어가야 한다.

② 나는 공부를 많이 해서 고개가 너무 아팠다.

③ 이사를 하는데 무거운 짐을 많이 들어서 고개가 저려 왔다.

9. 생각하는 사고

① 빨간불에 찻길을 건너다가 사고가 날 뻔했다.

② 이번 사고는 순전히 내 탓인 거 같다.

③ 이 책은 어린이들의 사고를 높이는데 도움이 될 것 같다.

10. 남녀의 이성

① 나는 학교에서 좋아하는 이성이 있다.

② 나는 너무 화가 났지만 곧 이성을 찾았다.

③ 부모님이 돌아가셔서 나는 이성을 잃고 쓰러졌다.

11. 어두운 밤

① 추운 겨울날 길거리에는 장사꾼들이 밤을 팔고 있다.

② 내가 제일 좋아하는 것은 밤이 있는 약밥이다.

③ 깊은 밤 산속에서 고라니 울음소리가 들린다.

12. 동물 양

① 많은 양의 금괴가 동굴에 쌓여 있었다.

② 넓은 들판에 양들의 울음소리가 들린다.

③ 잔치가 끝난 뒤 부엌에는 많은 양의 설거지가 기다리고 있었다.

13. 교량의 다리

① 언덕길을 오르다 보니 다리가 너무 아팠다.

② 축구 경기를 하다가 넘어져서 다리에 깁스해야 했다.

③ 한강을 넘어가려면 저 다리를 지나야 갈 수 있다.

14. 하늘에서 내리는 눈

① 내 눈앞에 많은 음식이 차려져 있었다.

② 눈이 내린 산에는 하얀 이불을 덮은 것만 같다.

③ 손을 씻지 않고 눈을 비벼서 다래끼가 났다.

15. 결정하고 생각하는 의사

① 나는 열심히 공부해서 훌륭한 의사 되겠다.

② 이번 선택에 내 의사를 분명히 말해야겠다.

③ 수술의 성공 여부는 의사의 손에 달려 있다.

2) 문장 읽고 맞는 뜻 찾기(다의어)

1. 아침(밥/식사의 뜻)

① 아침에 알람이 울렸다.

② 아침을 먹고 출근해야 든든하다.

③ 비가 그친 뒤 맑은 아침이 되었다.

2. 머리(머리카락의 의미)

① 나는 머리를 흔들었다.

② 영미는 머리를 자르고 파마했다.

③ 철이는 머리가 좋아 공부를 잘한다.

3. 손(씀씀이의 뜻)

① 피아노를 많이 쳐서 손이 아프다.

② 농촌에는 가을이면 항상 손이 부족하다.

③ 나는 음식을 할 때 손이 크다.

4. 길(어떠한 과정의 의미)

① 4차선 길이 시원하게 뚫렸다.

② 집에 돌아오는 길에 맥주를 샀다.

③ 이 국보는 우리 민족의 역사가 걸어온 길이다.

5. 가슴(마음의 뜻)

① 걸을 때 가슴을 펴고 걸어야 한다.

② 나는 오늘 헬스장에서 가슴 운동에 집중했다.

③ 그의 마지막 모습이 내 가슴에 남아 있다.

6. 날(날씨의 뜻)

① 오늘은 내가 좋아하는 어린이날이다.

② 며칠째 장마였다가 오늘은 날이 개었다.

③ 내일은 우리 결혼을 기념하는 날이다.

7. 발(교우 관계의 뜻)

① 나는 키에 비해 발이 크다.

② 새 구두를 신어서 발이 너무 아팠다.

③ 그는 회사에서 발이 참 넓었다.

8. 머리(사고 판단하는 능력)

① 나는 고민 탓에 머리가 아팠다.

② 철이는 머리가 좋아 서울대에 합격했다.

③ 영미는 머리를 자르고 파마했다.

9. 손(일/일하는 사람)

① 과일 자르다 손을 다쳤다.

② 잔치 준비에 손이 부족해서 너무 힘들었다.

③ 나는 손이 커서 카드값이 많이 나온다.

10. 길(도로의 의미)

① 나는 배낭 여행길에 올랐다.

② 할머니 댁은 좁은 시골길 끝자락에 있다.

③ 영토는 선조들이 이뤄 낸 역사의 길이다.

11. 발(신체의 일부분)

① 그녀는 교내에서 발이 넓기로 소문났다.

② 새 구두를 신어서 발이 너무 아팠다.

③ 그는 걸을 때 발이 참 빠르다.

12. 머리(눈, 코, 입이 있는 신체 일부분)

① 내 아들이지만 참 머리가 좋다.

② 나는 공연장에서 머리를 흔들었다.

③ 영미는 머리를 자르고 파마했다.

3) 문장 읽고 맞는 동음이의어 찾기

문단을 읽고 맞는 의미에 번호를 쓰시오.

① 먹는 밤	② 어두운 밤

1. 오늘 밤( )에는 가족 제사가 있는 날이다. 일찍 퇴근하고 가는 길에 시장에 가서 밤( )을 조금 사 가야겠다.

① 바퀴 달린 차	② 마시는 차

2. 나는 고향을 가기 위해 차( )를 운전했다. 차( )를 운전하다가 휴게소에 들러서 따듯한 차( )를 샀다. 차( )향이 너무 좋고 맛있었다.

① 내리는 눈	② 신체 부위의 눈

3. 하늘에서 하얀 눈( )이 내렸다. 나는 내리는 눈( )을 바라보며 많은 생각에 잠겨서 지그시 눈( )을 감고 여러 가지 생각을 했다. 지난 추억을 생각하니까 눈( )에는 눈물이 흘렀다.

| ① 신체 부위의 배 | ② 과일 배 |

4. 나는 어제 차가운 음식을 많이 먹어서 아침에 배( )가 너무 아팠다. 그래서 어머니께서 배( )로 따뜻한 차를 끓여 주셨고 난 배( )를 마시고 아픈 배( )의 통증이 줄어들었다.

| ① 길을 연결해 주는 다리 | ② 신체 부위 다리 |

5. 나는 두 다리( )로 자전거 페달을 힘차게 밟으며 동네 다리( )를 지나가고 있었다.
다리( )가 너무 아파서 다리( ) 밑을 보면서 쉬어 가고 있었다. 그런데 한눈을 파는 사이 다리( )모서리에 다리( )가 부딪혀 다리가 아팠다.
나는 창피해서 꾹 참고 아픈 다리( )를 잡고 빨리 집으로 갔다.

| ① 병원에 근무하는 의사 | ② 내 생각의 의사 |

6. 나는 아침에 일어나서 스트레칭을 하다가 어깨가 아팠다. 그래서 의사(　)를 만나기 위해 병원으로 갔다. 병원에서 의사(　)에게 나의 아픈 곳을 설명했고 의사(　)는 나에게 여러 가지 치료법을 알려 주면서 어떤 치료법을 하길 원하는지 나의 의사(　)를 물어보았다.
내 의사(　) 결정을 물어봐 주시고 너무 친절했다.

| ① 남녀의 이성 | ② 식별하고 판단하는 이성 |

7. 나는 학교에 좋아하는 이성(　)이 있다. 그 이성(　)을 볼 때마다 나는 너무 설레어서 이성(　)을 잃을 정도였다. 하지만 이성(　)을 되찾고 이성(　)에게 다가가서 내 마음을 고백해 봐야겠다.

① 뜻밖에 일어난 불행한 일의 사고	② 개념, 구성, 판단, 추리 따위를 행하는 사고

8. 나는 졸음운전을 하다가 차 사고( )가 났다. 머리를 다쳐서 오랫동안 의식이 없었지만 깨어나 보니 머리가 너무 아팠다. 사고( )로 인해서 나의 사고( ) 능력이 나빠진 것 같았다. 사고( ) 판단을 하고 결정해야 하는 일에 전혀 결정하지 못해 너무 가슴이 아팠다.

① 목의 뒷등이 되는 신체 부위의 고개	② 산 언덕의 고개

9. 나는 지게를 지고 장사를 하러 산을 넘고 있었다. 한 고개( ) 고개( )를 지날 때마다 팔도 아프고 고개( )가 아파서 고개( )를 들 수 없었다. 하지만 저기 보이는 고개( )만 넘으면 시장터가 나와서 아픈 고개( )를 참고 고개( )를 넘어가기로 했다.

| ① 분량이나 수량을 나타내는 양 | ② 동물. 가축의 양 |

10. 나는 가족들과 함께 양( )떼목장을 갔다. 많은 양( )의 양( )들이 모여 있었다. 많은 양 사이에 많은 양( )의 건초 더미도 보였다. 이 많은 양( )의 건초를 양( )들은 맛있게 먹고 있었다.

| ① 곤충의 벌 | ② 잘못하거나 죄를 지은 사람에게 주는 벌 |

11. 나는 가족들과 공원으로 나들이하러 갔다. 어머님은 숲속에서 벌( )을 조심하라고 당부하시며 위험한 행동을 하면 벌( )을 주신다고 하셨지만 나는 대답만 한 채 공원에서 친구들과 뛰어놀았다. 뛰어놀다가 나도 모르게 벌집을 건드렸고 벌( )들이 달려들었지만, 부모님이 도와주셔서 다치진 않았다. 하지만 나는 어머님께 벌( )을 받아서 팔이 아팠다. 벌( )을 준 엄마가 미웠지만 내 잘못이니까 이해했다.

4) 문장 읽고 맞는 다의어 찾기

문단을 읽고 맞는 의미에 번호를 쓰시오.

1. 아침

① 시간적	② 식사

나는 오늘 아침(　)에 늦잠을 자고 말았다.
그래서 엄마가 차려 준 아침(　)을 먹지도 못하고 부랴부랴 학교로 뛰어 갔다.
아침(　)을 안 먹어서 아침(　)부터 배가 너무 고팠다.

---

2. 가슴

① 신체의 일부분	② 마음

올림픽에서 수영 선수가 경기하는데 너무 열심히 응원했지만, 우리나라가 지고 말았다.
속상해하는 선수를 보니 너무 가슴(　)이 아팠다. 하지만 선수도 최선을 다해 시합했으니
결과를 떠나 떳떳하게 가슴(　)을 펴고 걸었으면 좋겠다.

3. 날

| ① 날짜, 요일 | ② 날씨 |

내일은 학교에서 소풍을 가는 날( )이다. 소풍 가는 날( )만 되면 나는 너무 기분이 좋아서 잠을 잘 수 없었다. 오늘은 비가 오다가 날( )이 개었는데 부디 내일도 비도 오지 말고 종일 날( )이 개었으면 좋겠다.

4. 배

| ① 신체의 일부분 | ② 장독의 중간 부분 |

나는 어제 저녁을 먹지 않고 잠을 잤더니 아침부터 너무 배( )가 고팠다. 그래서 라면을 두 개나 끓여서 허겁지겁 먹었더니 배( )가 너무 불렀다. 마루에 앉아 바깥을 보니 간장이 들어 있는 장독이 보였다. 저 장독의 배( )가 꼭 내 배( )와 같다는 생각을 하니 웃음이 났다.

5. 머리

| ① 신체의 일부분 | ② 머리카락 | ③ 사고하고 판단하는 능력 |

정호는 오늘 학교에서 시험을 봤는데 50점을 맞았다. '나는 왜 머리(　)가 나쁠까…'라고 속상해 하며 자기 머리(　)를 쥐어박으며 집에 가는 길에 성적을 올리기 위해 다짐을 하고 미용실에 가서 머리(　)를 깎았다.

6. 발

| ① 신체의 일부분 | ② 걸음걸이 | ③ 교우 관계 |

나는 백화점으로 신발을 사기로 했다. 친구랑 같이 가기로 했다. 친구랑 백화점까지 함께 걸어가는데 친구의 발(　)이 너무 빨라서 발(　)이 빠른 친구를 쫓아가느라 너무 힘들었지만 빨리 백화점에 도착해서 좋았다. 백화점에서 신발을 골랐는데 내 발(　)이 너무 커서 맞는 치수를 찾을 수가 없어서 너무 속상해 하고 있는데 친구가 아는 지인들에게 수소문하여 내가 사고 싶은 신발을 찾아 주었다. 내 친구지만 발(　)이 참 넓은 친구라고 생각했다.

7. 길

① 도로	② 도중	③ 과정

나는 오늘 가족과 함께 박물관을 가기로 했다. 아버지가 운전하며 가는데 길( )이 시원하게 뚫려서 너무 기분이 좋았다.
박물관에는 우리 민족이 걸어온 역사의 길( )을 한눈에 볼 수 있었다.
저녁에 우리 가족은 다시 집으로 돌아오는 길( )에 할머니 댁에 들렀다 가기로 했다.

8. 손

① 신체의 일부분	② 씀씀이	③ 일손	④ 협력 관계

오늘은 농촌에 쌀을 수확하는 날이다. 손( )이 부족한 농촌에 나는 일을 도와주기로 하였다.
열심히 수확하고 일을 하니까 손( )이 너무 아팠지만 도울 수 있어서 너무 뿌듯했다.
아주머니가 열심히 하는 사람들을 위해 새참을 해 오셨는데 아주머니가 음식 하는 손( )이 커서 정말 푸짐한 음식을 많이 먹을 수 있었다. 수확한 쌀은 수출하기 위해 시내에 있는 농협과 손( )을 잡기로 했다.

8
속담

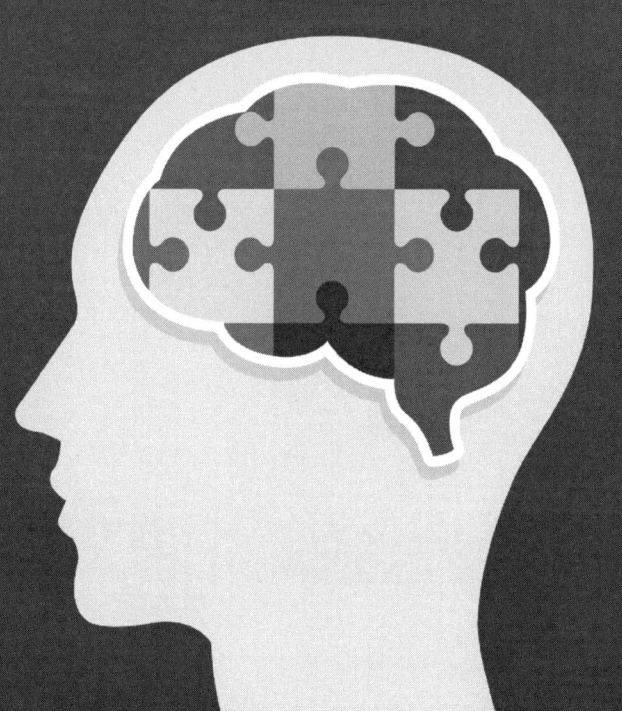

1) 속담 완성하기

1. 가는 날이 (   )

① 장날이다

② 오는 말이 곱다

③ 게 편이라

2. 가는 말이 고와야 (   )

① 바스락거린다고 한다

② 오는 말이 곱다

③ 새우 등 터진다

3. 가랑비에 옷(   )

① 도토리

② 간에 가 붙고

③ 젖는 줄 모른다

4. (   ) 바스락거린다고 한다

① 가랑잎이 솔잎더러

② 가재는

③ 간에 가 붙고

5. (   ) 게 편이라

① 가재는

② 공든 탑이

③ 간에 가 붙고

6. (　　　) 쓸개에 가 붙는다

① 남의 잔치에

② 구슬이 서 말이라도

③ 간에 가 붙고

7. 가지 많은 나무에 (　　　)

① 식후경

② 바람 잘 날 없다

③ 기별도 안 간다

8. 간에 기별도 (　　　)

① 안 간다

② 콩알만 해지다

③ 꿰어야 보배라

9. 간이 (　　　　)

① 콩알만 해지다

② 생각을 못한다

③ 태산이다

10. (　　　　) 태산이다

① 값싼 것이

② 갈수록

③ 꿩 먹고

11. (　　　　) 비지떡

① 값싼 것이

② 갈수록

③ 꿩 먹고

12. (　　　　) 다홍치마

① 개밥에

② 같은 값이면

③ 구더기 무서워

13. 개구리 올챙이 적 (　　　　)

① 콩알만 해지다

② 생각을 못한다

③ 태산이다

14. 개밥에 (　　　)

① 말은 해야 맛이라

② 도토리

③ 코에 걸면 코걸이

15. 개천에서 (　　　)

① 용 난다.

② 콩알만 해지다.

③ 꿰어야 보배라

16. (　　　) 말은 해야 맛이라

① 고기는 씹어야 맛이요

② 까마귀 날자

③ 공든 탑이

17. (　　　) 새우 등 터진다

① 고래 싸움에

② 낫 놓고

③ 간에 가 붙고

18. (   ) 방울 달기

① 고양이 목에

② 남의 잔치에

③ 구슬이 서 말이라도

19. 공든 탑이 (   )

① 콩알만 해지다

② 꿰어야 보배라

③ 무너지랴

20. 구더기 무서워 (   )

① 식후경

② 바람 잘 날 없다

③ 장 못 담글까

21. 구슬이 서 말이라도 (   )

① 말은 해야 맛이라

② 도토리

③ 꿰어야 보배라

22. (   ) 코에 걸면 코걸이

① 남의 잔치에 감 놓아라

② 알 먹기

③ 귀에 걸면 귀걸이

23. (   ) 떡

① 그림의

② 가재는

③ 간에 가 붙고

24. (　　　) 식후경

① 남의 잔치에

② 낫 놓고

③ 금강산도

25. 까마귀 날자 (　　　)

① 새우 등 터진다

② 배 떨어진다

③ 알 먹기

26. 꿩 대신 (　　)

① 오리

② 닭

③ 소

27. 꿩 먹고 (   )

① 도토리

② 꿰어야 보배라

③ 알 먹기

28. (   ) 감 놓아라 배 놓아라 한다

① 남의 잔치에

② 개천에서

③ 개밥에

29. (   ) 기역자도 모른다

① 낫 놓고

② 그림의

③ 가재는

30. (　　　　) 밤말은 쥐가 듣는다

① 가지 많은 나무에

② 구더기 무서워

③ 낮말은 새가 듣고

2) 속담 뜻 찾기

1. 가는 날이 장날이다.

① 뜻하지 않은 일이 우연하게도 잘 들어맞았을 때 하는 말.

② 내가 남에게 좋게 해야 남도 내게 잘한다는 말.

③ 제 결점이 큰 줄 모르고 남의 작은 허물을 탓한다는 말.

2. 가는 말이 고와야 오는 말이 곱다.

① 내가 남에게 좋게 해야 남도 내게 잘한다는 말.

② 자식 많은 사람은 걱정이 떠날 때가 없나는 뜻.

③ 무슨 물건이고 값이 싸면 품질이 좋지 못하다는 뜻.

3. 가랑비에 옷 젖는 줄 모른다.

① 제 결점이 큰 줄 모르고 남의 작은 허물을 탓한다는 말.

② 재산 같은 것이 조금씩 조금씩 없어지는 줄 모르게 줄어들어 가는 것을 뜻함.

③ 자식 많은 사람은 걱정이 떠날 때가 없다는 뜻.

4. 가랑잎이 솔잎더러 바스락거린다고 한다.

① 뜻하지 않은 일이 우연하게도 잘 들어맞았을 때 쓰는 말.

② 내가 남에게 좋게 해야 남도 내게 잘한다는 말.

③ 제 결점이 큰 줄 모르고 남의 작은 허물을 탓한다는 말.

5. 가재는 게 편이라.

① 자식 많은 사람은 걱정이 떠날 때가 없다는 뜻.

② 여럿 속에 어울리지 못하는 사람을 뜻하는 말.

③ 됨됨이나 형편이 비슷하고 인연 있는 것끼리 서로 편이 되어 어울리고 사정을 보아 줌을 이르는 말.

6. 간에 가 붙고 쓸개에 가 붙는다.

① 제게 조금이라도 이로운 일이라면 체면과 뜻을 어기고 아무에게나 아첨한다는 뜻.

② 겁이 나서 몹시 두려워진다는 뜻.

③ 내가 남에게 좋게 해야 남도 내게 잘한다는 말.

7. 가지 많은 나무에 바람 잘 날 없다.

① 자식 많은 사람은 걱정이 떠날 때가 없다는 뜻.

② 자기의 지위가 높아지면 전날의 미천하던 때의 생각을 못한다는 뜻.

③ 마음속으로만 애타지 말고 할 말은 속 시원히 해야 한다는 말.

8. 간에 기별도 안 간다.

① 겁이 나서 몹시 두려워진다는 뜻.

② 음식을 조금밖에 먹지 못하여 제 양에 차지 않을 때 쓰는 말.

③ 어려운 일을 당하면 당할수록 점점 어려운 일이 닥쳐온다는 뜻.

9. 간이 콩알만 해지다.

① 겁이 나서 몹시 두려워진다는 뜻.

② 음식을 조금밖에 먹지 못하여 제 양에 차지 않을 때 쓰는 말.

③ 어려운 일을 당하면 당할수록 점점 어려운 일이 닥쳐온다는 뜻.

10. 갈수록 태산이다.

① 겁이 나서 몹시 두려워진다는 뜻.

② 음식을 조금밖에 먹지 못하여 제 양에 차지 않을 때 쓰는 말.

③ 어려운 일을 당하면 당할수록 점점 어려운 일이 닥쳐온다는 뜻.

11. 값싼 것이 비지떡

① 음식을 조금밖에 먹지 못하여 제 양에 차지 않을 때 쓰는 말.

② 무슨 물건이고 값이 싸면 품질이 좋지 못하다는 뜻.

③ 여럿 속에 어울리지 못하는 사람을 뜻하는 말.

12. 같은 값이면 다홍치마

① 여럿 속에 어울리지 못하는 사람을 뜻하는 말.

② 이왕 같은 값이면 자기에게 소득이 많은 것으로 택한다는 말.

③ 자식 많은 사람은 걱정이 떠날 때가 없다는 뜻.

13. 개구리 올챙이 적 생각을 못 한다.

① 행하기 어려운 일을 공연히 의논함을 빗대어 이르는 말.

② 한 가지 일을 하고 두 가지 이익을 볼 때 쓰는 말.

③ 자기의 지위가 높아지면 전날의 미천하던 때의 생각을 못한다는 뜻.

14. 개밥에 도토리

① 여럿 속에 어울리지 못하는 사람을 뜻하는 말.

② 음식을 조금밖에 먹지 못하여 제 양에 차지 않을 때 쓰는 말.

③ 어려운 일을 당하면 당할수록 점점 어려운 일이 닥쳐온다는 뜻.

15. 개천에서 용 난다.

① 뜻하지 않은 일이 우연하게도 잘 들어맞았을 때 쓰는 말.

② 내가 남에게 좋게 해야 남도 내게 잘 한다는 말.

③ 변변하지 못한 집안에서 훌륭한 인물이 나왔을 때 쓰는 말.

16. 고기는 씹어야 맛이요, 말은 해야 맛이라.

① 마음속으로만 애타지 말고 할 말은 속 시원히 해야 한다는 말.

② 재산 같은 것이 조금씩 조금씩 없어지는 줄 모르게 줄어들어 가는 것을 뜻함.

③ 자식 많은 사람은 걱정이 떠날 때가 없다는 뜻.

17. 고래 싸움에 새우 등 터진다.

① 여럿 속에 어울리지 못하는 사람을 뜻하는 말.

② 겁이 나서 몹시 두려워진다는 뜻.

③ 힘센 사람들끼리 서로 싸우는 통에 공연히 약한 사람이 그 사이에 끼여 아무 관계없이 해를 입을 때 쓰는 말.

18. 고양이 목에 방울 달기.

① 마음속으로만 애타지 말고 할 말은 속 시원히 해야 한다는 말.

② 실행하기 어려운 일을 공연히 의논하는 것을 빗대어 이르는 말.

③ 자식 많은 사람은 걱정이 떠날 때가 없다는 뜻.

19. 공든 탑이 무너지랴.

① 정성을 다하여 한 일은 헛되지 않아 반드시 좋은 결과를 얻는다는 뜻.

② 실행하기 어려운 일을 공연히 의논하는 것을 빗대어 이르는 말.

③ 자식 많은 사람은 걱정이 떠날 때가 없다는 뜻.

20. 구더기 무서워 장 못 담글까.

① 다소 방해되는 일이 있다 하더라도 마땅히 할 일은 해야 한다는 말.

② 아무리 훌륭한 일이라도 완전히 끝을 맺어 놓아야 그 가치가 있다는 말.

③ 보기는 하지만 먹을 수도 없어 실제에 아무 소용이 없는 경우를 이르는 말.

21. 구슬이 서 말이라도 꿰어야 보배라.

① 다소 방해되는 일이 있다 하더라도 마땅히 할 일은 해야 한다는 말.

② 아무리 훌륭한 일이라도 완전히 끝을 맺어 놓아야 그 가치가 있다는 말.

③ 보기는 하지만 먹을 수도 없어 실제에 아무 소용이 없는 경우를 이르는 말.

22. 귀에 걸면 귀걸이, 코에 걸면 코걸이.

① 다소 방해되는 일이 있다 하더라도 마땅히 할 일은 해야 한다는 말.

② 아무리 훌륭한 일이라도 완전히 끝을 맺어 놓아야 그 가치가 있다는 말.

③ 한 가지의 것이 이런 것도 같고 저런 것도 같아 어느 한 쪽으로 결정 짓기 어려운 일을 두고 하는 말.

23. 그림의 떡.

① 보기는 하지만 먹을 수도 없어 실제에 아무 소용이 없는 경우를 이르는 말.

② 아무리 좋은 것, 재미있는 일이 있더라도 배가 부르고 난 뒤에야 좋은 줄 안다. 곧, 먹지 않고는 좋은 줄 모른다는 뜻.

③ 겁이 나서 몹시 두려워진다는 뜻.

24. 금강산도 식후경.

① 보기는 하지만 먹을 수도 없어 실제에 아무 소용이 없는 경우를 이르는 말.

② 아무리 좋은 것, 재미있는 일이 있더라도 배가 부르고 난 뒤에야 좋은 줄 안다. 곧, 먹지 않고는 좋은 줄 모른다는 뜻.

③ 겁이 나서 몹시 두려워진다는 뜻.

25. 까마귀 날자 배 떨어진다.

① 아무 관계없이 한 일이 공교롭게도 다른 일과 때를 같이하여 둘 사이에 무슨 관계라도 있는 듯한 의심을 받을 때 쓰는 말.

② 보기는 하지만 먹을 수도 없어 실제에 아무 소용이 없는 경우를 이르는 말.

③ 겁이 나서 몹시 두려워진다는 뜻.

26. 꿩 대신 닭.

① 쓸데없이 남의 일에 일일이 간섭할 때에 쓰는 말.

② 한 가지 일을 하고 두 가지 이익을 볼 때 쓰는 말.

③ 자기가 쓰려는 것이 없을 때, 그와 비슷한 것으로 대신 쓸 수도 있다는 말.

27. 꿩 먹고 알 먹기.

① 쓸데없이 남의 일에 일일이 간섭할 때에 쓰는 말.

② 한 가지 일을 하고 두 가지 이익을 볼 때 쓰는 말.

③ 자기가 쓰려는 것이 없을 때, 그와 비슷한 것으로 대신 쓸 수도 있다는 말.

28. 남의 잔치에 감 놓아라 배 놓아라 한다.

① 쓸데없이 남의 일에 일일이 간섭할 때에 쓰는 말

② 한 가지 일을 하고 두 가지 이익을 볼 때 쓰는 말.

③ 자기가 쓰려는 것이 없을 때, 그와 비슷한 것으로 대신 쓸 수도 있다는 말.

29. 낫 놓고 기역 자도 모른다.

① 글자라고는 아무것도 모르는 몹시 무지한 사람을 두고 하는 말.

② 재산 같은 것이 조금씩 조금씩 없어지는 줄 모르게 줄어들어 가는 것을 뜻함.

③ 자식 많은 사람은 걱정이 떠날 때가 없다는 뜻.

30. 낮말은 새가 듣고 밤말은 쥐가 듣는다.

① 내가 남에게 좋게 해야 남도 내게 잘한다는 말.

② 제 결점이 큰 줄 모르고 남의 작은 허물을 탓한다는 말.

③ 아무리 비밀로 하는 말도 새어 나가기 쉬우니, 말을 항상 조심해서 하라는 뜻.

9

문단 이해

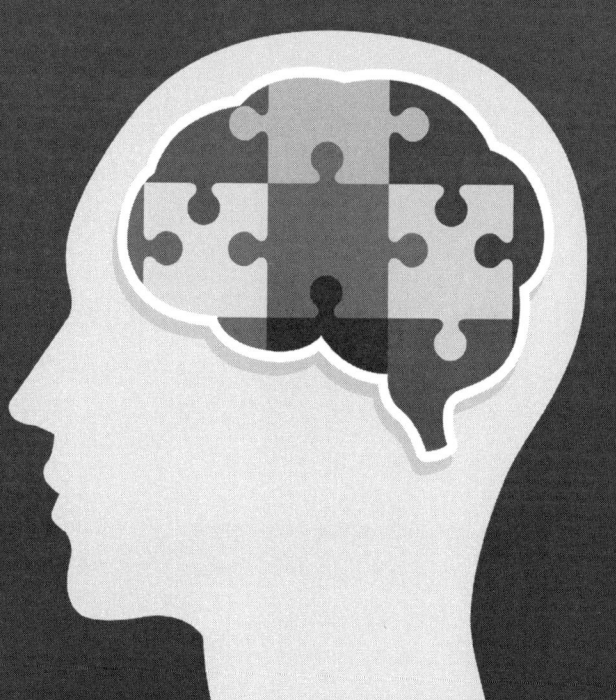

다음 문단을 여러 번 읽고 기억하여 글을 보지 말고 문제를 푸는 것에 집중해 보세요.

> 1. 철수는 오늘 늦잠을 자서 헐레벌떡 출근 준비를 하고 급하게 버스 정류장으로 향했다.
> 502번 버스를 타고 가던 중 버스 안의 사람들이 나를 보고 소곤거리기 시작했다.
> 그래서 나는 회사에 도착해서 신발을 보니 짝짝이로 한쪽에는 구두를 한쪽에는 운동화를 신고 온 것이다.

① 누가 늦잠을 잤나요?

② 몇 번 버스를 타고 출근을 하였나요?

③ 왜 사람들은 철수를 보고 소곤거렸을까요?

④ 신발을 짝짝이로 신은 이유가 무엇일까요? 앞으로 어떻게 하면 실수를 하지 않을까요?

⑤ 정답들을 토대로 문단을 기억해서 다시 말해 보세요.

2. 영희는 어머니와 함께 아버지의 생신 선물을 사러 백화점에 갔다.
나는 아버지의 구두를 사기 위해 여러 매장을 돌아다녔지만 마음에 드는 구두가 없었다.
그래서 어머니와 돌아오던 중 아버지에게 어울릴 것 같은 하늘색 넥타이가 눈에 들어 왔다.
그래서 나는 하늘색 넥타이를 포장하여 아버지 생신 선물로 드리기로 했다.

① 누구의 생신 선물을 사러 갔나요?

② 누구와 어디를 갔나요?

③ 영희는 처음에 무엇을 사려고 했나요?

④ 최종적으로 무엇을 샀나요?

⑤ 정답들을 토대로 문단을 기억해서 다시 말해 보세요.

문단 이해

3. 동호는 내일 큰댁에 가려고 합니다. 그 곳에는 동호를 무척 사랑하는 할머니가 사십니다.
할머니 집 앞마당에는 50년 된 밤나무가 있습니다.
어릴 때 그 밤나무에서 밤을 따다가 발목을 다친 적이 있는데 아직 그 때의 상처가 희미하게 남아 있습니다.

① 동호는 어디를 갑니까?

② 그곳에 누가 살고 계십니까?

③ 앞마당에 무엇이 있습니까?

④ 상처가 어떻게 생긴 것입니까?

⑤ 정답들을 토대로 문단을 기억해서 다시 말해 보세요.

4. 삼 일 전에 우리 집 하루가 새끼를 낳았습니다. 그것도 다섯 마리나 낳았습니다.
하지만, 처음 며칠 동안은 새끼를 볼 수 없었습니다.
사람이 다가오면 제 새끼를 해치는 줄 알고 놀란다고 할아버지께서 말씀하셨습니다.
새끼들을 보지 못하는 것이 아쉽긴 하지만 얼른 자라서 나하고 놀 수 있는 날이 왔으면 좋겠습니다.

① 하루는 언제 새끼를 낳았습니까?

② 하루는 몇 마리를 낳았나요?

③ 새끼를 낳고 며칠 동안 왜 보지 못할까요?

④ 주인공은 언제를 기다리고 있나요?

⑤ 정답들을 토대로 문단을 기억해서 다시 말해 보세요.

5. 나는 주말마다 산을 오릅니다. 산에 오를 때에는 무척 힘들고 숨도 차고 땀도 납니다. 그래서 오르는 도중에 포기하고 싶은 마음이 들 때도 있습니다.
그러나 매번 끝까지 올라갔습니다. 산꼭대기에 올랐을 땐, 참 시원하였습니다. 멀리 바다가 보이고, 넓은 들판도 보였습니다. 산 아래로 내려와 점심으로 칼국수를 먹습니다. 나는 배가 너무 고파서 항상 두 그릇이나 먹습니다.

① 글쓴이는 주말마다 어디에 오릅니까?

② 글쓴이는 산에 오를 때는 어떠한 감정이 들었습니까?

③ 산꼭대기에 오르면 어떤 것들이 보이나요?

④ 글쓴이는 점심에 무엇을 얼마나 먹었을까요?

⑤ 정답들을 토대로 문단을 기억해서 다시 말해 보세요.

6. 다음 달에 친한 친구가 결혼을 합니다. 부산에서 결혼식을 하는데 저는 회사 일 때문에 못 갑니다. 그래서 휴대폰으로 선물과 축의금을 보내려고 합니다. 선물은 곧 태어날 아기를 위한 선물을 살지 고민입니다. 먼저 결혼한 친구에게 조언을 구해 봐야 할 것 같습니다. 직접 가서 축하를 해 주지는 못하지만 친구가 기뻐하면 좋겠습니다.

① 결혼식은 어디에서 합니까?

② 친구에게 무엇을 보냅니까?

③ 왜 결혼식에 참석하지 못합니까?

④ 정답들을 토대로 문단을 기억해서 다시 말해 보세요.

⑤ 만약 당신이라면 무엇을 선물하면 좋을까요?

7. 회사에 가던 길, 과일 가게에서 귤 한 상자를 집으로 배달시켰다. 그런데 아르바이트생의 실수로 사과 상자가 배달됐다. 영문을 모르는 가족들이 반이나 먹어 버렸다. 어쩔 수 없이 과일 가게에 찾아가 주인에게 사정을 설명하자 그는 아르바이트생의 이야기를 들려주었다. 할머니와 단둘이 사는데 어제 밤에 할머니가 쓰러지는 바람에 평소 하지 않던 실수를 했단다. 순간 가슴이 먹먹했다.

① 무엇을 배달 시켰습니까?

② 어떤 과일이 배달되었습니까? 그리고 집으로 배달된 과일을 가족들은 어떻게 하였습니까?

③ 아르바이트생은 왜 실수를 하였습니까?

④ 정답들을 토대로 문단을 기억해서 다시 말해 보세요.

⑤ 과연 가게 주인은 어떻게 해결해 줬을까요?

8. 영희는 집에서 텔레비전을 보고 있는데 할머니께 전화가 왔다. 어머니께서 전화를 받지 않는다며 집으로 전화를 거셨다고 했다.
할머니께서는 이번 주 토요일 오후 2시에 작은삼촌이 한강웨딩홀에서 결혼식을 한다는 말을 전해 주려고 전화하셨다고 한다.
그래서 토요일 1시까지 웨딩홀 1층에 있는 커피숍에서 만나자는 내용을 꼭 어머님께 전해 달라고 하셨다. 그래서 나는 내용을 까먹지 않기 위해 메모를 해 두었다.

① 누구에게 전화가 왔습니까?

② 집으로 전화한 이유가 무엇일까요?

③ 할머니가 알려 준 내용은 무엇일까요?

④ 할머니와 어디서 만나기로 했나요?

⑤ 내용을 잊어버리지 않기 위해 영희가 선택한 방법은 무엇일까요?

9. 민수는 가족들과 함께 주말에 남산 타워를 올랐다.
남산 타워에 올라가는 방법은 크게 두 가지가 있는데, 차를 이용하여 올라가는 방법과 케이블카를 이용하여 올라가는 방법이 있다.
남산 타워는 국내외 관광객들이 연 1,200만 명 방문하는 제1의 관광 명소로 각종 예능, 드라마의 촬영지로 이름이 높아지면서 관광객 방문이 더욱 늘어나는 추세라고 한다.
또한 위치는 서울 중심부에 있어 360도 전 방향으로 서울 시내를 훤히 내려다볼 수 있는 천혜의 입지 조건을 가지고 있는 곳으로 유명하다고 한다.

① 민수는 누구와 언제 남산 타워를 갔을까요?

② 남산 타워를 올라가는 방법을 써 보세요.

③ 관광객이 늘어나는 추세는 무엇 때문입니까?

④ 남산 타워의 좋은 점은 무엇입니까?

⑤ 남산 타워 하면 생각나는 것을 써 보세요.

10. 안녕하십니까? 우리 삼척 해상케이블카를 이용해 주셔서 감사합니다. 케이블카 이용하기 전 고객님의 안전을 위해 다음과 같은 준수 사항을 안내해 드리겠습니다.

먼저, 케이블카 탑승권은 발매 당일에 한하여 사용할 수 있습니다. 그리고 왕복 탑승권의 경우 반대편 정류장에서도 사용되므로 분실에 주의하시길 바랍니다.

마지막으로 악천후 또는 불가피한 사정으로 운행이 중단될 수 있으며, 이때 미사용 탑승권만 환불될 수 있습니다. 즐거운 추억 만드시길 바랍니다. 감사합니다.

① 무엇에 대한 글입니까?

② 탑승권은 언제만 사용 가능합니까?

③ 왕복 탑승권을 분실하면 안 되는 이유는 무엇입니까?

④ 운행이 중단될 수 있는 상황은 어떨 때일까요?

⑤ 환불조건은 어떻게 될까요?

11. 오랜 옛날부터 유적이나 유물에는 사람의 모습이 곧잘 등장한다. 삼국 시대 들어와서는 토기에도 인물이 나타나고 있다. 특히, 백제에서는 다른 두 나라와 다르게 인물을 토기에 새겼는데 그 대표적 유물이 인물상 토기 조각이다. 이 백제 인물상 토기 조각은 주로 충남 남쪽에서 많이 발굴되었는데 바로 그 곳이 예전에 백제 왕궁터였다고 한다.

① 유적이나 유물에는 어떤 모습이 자주 등장할까요?

② 삼국 시대에 해당하는 세 나라를 생각해서 써 보세요.

③ 백제가 다른 나라와 다른 것은 무엇입니까?

④ 예전 백제 왕궁터는 어디였을까요? 그리고 그렇게 생각하는 이유는 무엇입니까?

⑤ 위 글은 무엇을 설명하기 위한 글일까요?

12. 딱따구리는 나무에 구멍을 파서 집을 짓는다. 집을 짓기 위하여 구멍을 팔 때에는, 앞뒤로 두 개씩 난 발가락에 달린 발톱으로 나무를 움켜잡고 단단한 꽁지깃으로 몸을 지탱한다. 딱따구리는 한 번 만든 집은 몇 해 동안 쓴다.

① 어떤 동물에 대한 설명입니까?

② 어디에 집을 짓습니까?

③ 집을 짓는 방법을 쓰시오.

④ 딱따구리는 집을 얼마나 쓰나요?

⑤ 정답들을 토대로 문단을 기억해서 다시 말해 보세요.

13. 중국에 있는 무용총에는 용맹스러운 느낌을 주는 벽화가 있다. 이 벽화가 바로 사냥하는 모습을 담은 무용총 수렵도이다.
깊은 산속 골짜기에서 쫓기는 짐승 무리와 말을 타고 사냥하는 사람들이 마치 살아 있는 것 같다. 사슴과 함께 산중의 왕인 호랑이도 보인다. 그리고 멀리 있는 산은 위쪽에 가까이 있는 산은 아래쪽에 그렸다. 이 수렵도에는 고구려인의 용맹성이 잘 드러나 있다.

① 용맹스러운 느낌을 주는 벽화가 어디에 있나요?

② 그 벽화의 이름은 무엇입니까?

③ 벽화를 그려진 것들을 생각나는 대로 써 보세요.

④ 벽화에는 어느 나라의 용맹성이 잘 드러나 있나요?

⑤ '용맹하다.'라는 말은 어떤 뜻일까요?

14. 잠실 롯데 타워 지하에는 국내에서 가장 최근에 생긴 아쿠아리움이 있다.

사람과 자연이 더불어 사는 즐거운 세상을 꿈꾸고 깊고 드넓은 해양 생태계를 그대로 재현하겠다는 신념으로 생물의 입장이 되어 계획하였다고 한다.

그래서 25m 넓이의 국내 최대 서식 수조를 설계하였으며, 국내 최고 수준의 생명 유지 장치를 통해 청정 바닷물을 그대로 구현하였다고 한다. 롯데 아쿠아리움에는 650종 5만여 마리의 바다 생물이 자연과 가장 동일한 서식 환경에서 생활한다고 한다.

① 아쿠아리움은 어디에 위치해 있나요?

② 어떠한 신념을 가지고 계획하였나요?

③ 청정 바닷물을 구현하기 위해 어떻게 했나요?

④ 아쿠아리움에는 몇 종의, 몇 마리의 생물이 생활하나요?

⑤ 아쿠아리움 하면 생각나는 동물을 나열해 보세요.

15. 전화기란 멀리 떨어져 있는 두 사람 간의 의사 전달을 위해 가청 주파수 범위 내에서 양방향 통화를 할 수 있는 편리하고 신속한 통신 수단으로 1876년 그라함 벨에 의해 발명되었다. 전화기 기본 구성은 통화회로, 다이얼 회로, 착신 신호, 송수신호로 구성되어 있다고 한다.

① 전화기의 편리함은 무엇입니까?

② 양방향 통화를 할 수 있는 것은 어떤 범위 내입니까?

③ 전화기는 누가 언제 처음 발명했나요?

④ 전화기의 기본 구성 4가지를 기억해서 쓰시오.

⑤ 현대인의 필수품 휴대폰의 장점과 단점을 적어 보세요.

16. MZ(엠지/엠제트)세대란?

1980년대 초~2000년대 초 출생한 '밀레니얼 세대'와 1990년대 중반부터 2000년대 초반 출생한 'Z세대'를 아우르는 말. 2021년 현재 10대 후반에서 30대의 청년층으로 휴대폰, 인터넷 등 디지털 환경에 친숙한 세대를 통칭하는 말이라고 한다.

이들은 변화에 유연하고 새롭고 이색적인 것을 추구하며, 자신이 좋아하는 것에 쓰는 돈이나 시간을 아끼지 않는 특징이 있다. 이들은 자산과 소득이 적지만 과감한 소비와 투자에 적극적이다. 그래서 '영끌(영혼을 끌어 모은)'이라는 단어도 같이 존재하게 되었다.

① '밀레니얼 세대'는 몇 년도 출생을 뜻하나요?

② 'Z세대'는 몇 년도 출생을 뜻하나요?

③ 'MZ(엠지/엠제트)'는 몇 살부터 몇 살을 칭하는 용어인가요?

④ 'MZ(엠지/엠제트)'는 어떤 것에 친숙한 세대인가요?

⑤ '영끌'이라는 단어가 존재하는 이유를 설명해 보세요.

17. 풍물놀이와 사물놀이는 공통점과 차이점이 있습니다. 공통점으로는 사물을 비롯한 풍물을 사용하여 전통 음악을 연주합니다. 사물은 꽹과리, 징, 장구, 북을 말합니다.
차이점으로는 첫째, 풍물놀이에는 사물놀이에서 쓰는 네 가지 악기 이외에도 소고, 나팔, 태평소 등 더 많은 악기가 사용됩니다. 그리고 풍물놀이는 마당에서 춤을 추고 몸짓을 해 가며 악기를 연주하지만, 사물놀이는 한 자리에 앉아서 연주를 합니다.

① 설명하는 두 가지 민속놀이는 무엇인가요?

② 두 민속놀이의 공통점을 써 보세요.

③ 두 민속놀이의 차이점 두 가지를 설명해 보세요.

④ 사물놀이에 쓰이는 악기를 모두 써 보세요.

⑤ 마당에서 춤을 추는 놀이는 무엇입니까?

18. 휴대폰을 물에 빠뜨리는 경우가 종종 있다. 이때 이상 유무를 확인하기 위해 전원을 바로 켜는 것은 금물이다. 물에 젖은 휴대폰을 켜면 물기로 인해 부품 간에 흐르는 전압이 갑자기 높아져 부품들이 못 쓰게 된다. 이 경우 먼저 배터리를 떼어 내고 헤어드라이어로 휴대폰의 물기를 말린 뒤 서비스 센터를 방문하는 것이 좋다.

① 휴대폰을 물에 빠뜨릴 경우 하지 말아야 할 행동은 무엇입니까?

② 물에 젖은 휴대폰을 바로 키면 어떻게 됩니까?

③ 휴대폰이 물에 빠졌을 때 대처 방법에 대해서 말해 주세요.

④ 위 글에 제목을 쓴다면 어떠한 제목이 어울리는지 생각해서 써 보세요.

19. 우리나라의 명절 중 하나인 정월 대보름에는 재미있는 풍습이 많이 있습니다. 대보름 전날 밤에는 잠을 자지 않았습니다. 잠을 자면 눈썹이 하얗게 센다고 하여, 아이들은 졸린 눈으로 보름달이 되기를 기다렸습니다. 참지 못해 잠이 든 아이들이 아침에 눈을 떠 보면, 정말 눈썹이 하얘져 있었습니다. 어른들이 밀가루를 묻혀 놓았기 때문입니다.

대보름날 아침에는 부럼을 까먹었습니다. 부럼은 밤, 호두, 잣, 땅콩 따위 단단한 껍데기가 있는 열매를 말합니다. 대보름날 부럼을 까먹으면 일 년 내내 부스럼이 나지 않는다고 합니다. 또한 여러 가지 곡물을 넣어 지은 오곡밥을 먹는데 오곡밥은 멥쌀·찹쌀·조·수수·보리 등으로 만듭니다. 그리고 오곡밥에는 고사리·시래기·호박고지 등 묵은 나물과 콩나물 등의 나물을 곁들여 먹습니다.

① 우리나라의 어떠한 명절에 관한 설명입니까?

② 왜 아이들은 보름달이 뜨기 전에 잠을 자지 않습니까?

③ 아침에 까먹는 것은 무엇이며, 어떤 것들을 뜻합니까?

④ 부럼을 먹는 이유는 무엇입니까?

⑤ 오곡밥에 관해 설명한 내용을 써 보세요.

20. 수면 장애는 현대인의 건강을 해치는 주된 요인 중의 하나이다. 실제로 불면증에 시달리는 사람들이 점점 늘어나고 있으며 건강을 유지하기 위해서는 숙면이 중요하다는 점이 강조되고 있다. 이에 따라 병원에서 치료 목적으로 사용되던 수면 용품들이 상품화되었고 이 이외에도 다양한 제품들이 개발되었다. 숙면 유도 팔찌, 코골이 방지 팔찌, 수면 양말 등이 등장하였으며, 특히 수면양말은 작년 한 해 무려 5만 켤레가 팔릴 정도로 가장 인기가 많다.

① 어떤 장애에 대한 글입니까?

② 건강을 유지하기 위해서는 무엇이 중요하다고 강조됩니까?

③ 숙면을 해야 하는 이유는 무엇입니까?

④ 개발된 수면 제품으로는 무엇이 있는지 말해 주세요.

⑤ 잠이 오지 않을 때, 숙면하기 위한 또 다른 방법을 말해 보세요.

참고문헌

- Patterns of Verb Impairment in Aphasia: An Analysis of Four Cases Sarah D Breedin, Randi C Martin PMID: 28532314 DOI: 10.1080/026432996382060
- Barde LH, Schwartz MF, Boronat CB. Semantic weight and verb retrieval in aphasia. Brain Lang. 2006 Jun;97(3):266-78. doi: 10.1016/j.bandl.2005.11.002.Epub 2005 Dec 15. PMID: 16359726.
- Roelien Bastiaanse,The training of verb production in Broca's aphasia: Amultiple-baseline across-behaviours study'
- Verb and noun deficits in stroke-induced and primary progressive aphasia: The Northwestern Naming Battery(2012)Cynthia K Thompson 1, Sladjana Lukic, Monique C King, M Marsel Mesulam, Sandra Weintraub
- Cho-Reyes S, Thompson CK. Verb and sentence production and comprehension in aphasia: Northwestern Assessment of Verbs and Sentences (NAVS). Aphasiology. 2012;26(10):1250-1277. doi: 10.1080/02687038.2012.693584. PMID: 26379358; PMCID: PMC4569132.
- Siriboonpipattana, W., Nickels, L., & Bastiaanse, R. (2021). An investigation of time reference in production and comprehension in Thai speakers with agrammatic aphasia. Aphasiology, 35(9), 1168-1189.
- Lee, J., Kwon, M., Na, H. R., Bastiaanse, R., & Thompson, C. K. (2013). Production and comprehension of time reference in Korean nonfluent aphasia. Communication sciences & disorders, 18(2), 139.
- Schneider SL, Thompson CK. Verb production in agrammatic aphasia: The influence of semantic class and argument structure properties on generalisation. Aphasiology. 2003 Jan;17(3):213-241. doi: 10.1080/729255456. PMID: 21311720; PMCID: PMC3035008.
- Rofes A, Capasso R, Miceli G. Verb production tasks in the measurement of communicative abilities in aphasia. J Clin Exp Neuropsychol. 2015;37(5):483-502. doi: 10.1080/13803395.2015.1025709. Epub 2015 May 8. PMID: 25951944.

- Berndt RS, Mitchum CC, Haendiges AN, Sandson J. Verb retrieval in aphasia. 1. Characterizing single word impairments. Brain Lang. 1997 Jan;56(1):68-106. doi: 10.1006/brln.1997.1727. PMID: 8994699.
- 김규연(Gyu Yeon Kim), 성지은(Jee Eun Sung). (2021). Priming Effects on Verb Production as a Function of Semantic Richness in Persons with Aphasia. Communication Sciences & Disorders, 26(1): 137-148
- 김윤지, 권순복. (2020). 증강현실 기반 언어중재가 브로카 실어증 환자의 동사 이름대기 능력에 미치는 효과. 특수교육재활과학연구, 59(1), 245-263.
- 윤혜수(Hyesoo Yoon), 성지은(Jee Eun Sung). (2020). 자극 제시 유형 및 동사 논항구조에 따른 실어증 환자의 동사 이름대기 특징. Communication Sciences & Disorders, 25(2): 399-410
- 논황문순집희,, 1최1진7-남12 (42012). 알츠하이머형 치매 환자의 동사 사용 양상 분석. 한국언어치료학회 학술발표
- 박은실, 정옥란, 강수균 (2005). 알츠하이머성 치매 환자의 내용어 명명하기에 관한 비교 연구. 언어치료연구, 14(2), 217-228
- 박지민(Jimin Park), 성지은(Jee Eun Sung). (2020). 의미역 명사 유형에 따른 실어증 환자의 조사 산출 능력. Communication Sciences & Disorders, 25(3): 624-639
- 신수현(Suhyun Shin), 성지은(Jee Eun Sung). (2020). Preference of Verb Thematic Role Assignment and Verb Selection Abilities in Persons with Aphasia. Communication Sciences & Disorders, 25(4): 857-871
- 배진애(Jin Ae Bae).(2005). 브로카 실어증 환자의 내용어와 기능어의 산출 비교 연구. Communication Sciences & Disorders, 10(2): 12-31
- 김수련(Soo Ryon Kim), 박창일(Chang Il Park), 김덕용(Deok Yong Kim), 황민아(Min A Hwang). (2004). 브로카 실어증 환자의 과제간 명사와 동사의 산출 비교. Communication Sciences & Disorders, 9(2): 1-18
- 윤정미(Jungmi Yoon), 김영태(Young Tae Kim). (2002). 브로카실어증 환자들의 동사이해결함의 범주특정적 특색. Communication Sciences & Disorders, 7(3): 39-54

- 현정문(Jung Moon Hyun), 김향희(Hyang Hee Kim), 신지철(Ji Chul Shin), 서상규(Sang Gyu Seo). (2003). 베르니케실어증과 브로카실어증 환자들의 명사와 동사 인출 비교. Communication Sciences & Disorders, 8(3): 171-187
- 곽은정(Eun Jung Kwag), 성지은(Jee Eun Sung), 김연희(Yun-Hee Kim), 전희정(Hee-Jung Cheon). (2014). 동사의미역강화중재가 실어증 환자의 동사 및 명사 이름대기에 미치는 효과. Communication Sciences & Disorders, 19(1): 89-98
- 성지은(Jee Eun Sung), 곽은정(Eun Jung Kwag). (2012). 연령 및 동사 논항 구조에 따른 애니메이션을 활용한 동사 이름대기 과제 수행력 차이. Communication Sciences & Disorders, 17(4): 550-564
- 김영진, 우정희(2007). 한국어 동사의 의미역정보 처리과정. 인지과학, 18(2), 91-112.
- 김향희, 나덕렬(2012). 파라다이스 한국판 웨스턴 실어증 검사-개정판. 서울: 파라다이스.
- 남미혜(1988). 국어 어순 연구: 어순 재배치 현상을 중심으로. 서울대학교 대학원 석사학위논문.
- 남기춘, 임창국, 정재범, 김동휘, 편성범(1999). 브로카 실어증의 실문법증: 격조사 산출과 이해의 해리. 한국심리학회지, 18(1), 49-64.
- 박정은, 최예린(2011). 브로카 실어증 환자의 의문문 이해. 한국장애인재활협회, 15(2), 55-74.
- 박경아, 김향희, 박은숙, & 신지철. (2006). 실어증 환자의 문법형태소 산출특성.
- Choi, S. Y. (2012). Comprehension of active and passive sentences in Korean aphasics: evidence for processing deficit hypothesis. Communication Sciences & Disorders, 17(2), 322-337.
- 김정연. (2015). 비유창실어증 환자의 능동문과 피동문 이해 특성 (Doctoral dissertation, 연세대학교 대학원).
- Abuom, T. O., & Bastiaanse, R. (2013). Production and comprehension of reference of time in Swahili-English bilingual agrammatic speakers. Aphasiology, 27(2), 157-177.
- 김윤주. (2002). 브로카 실어증 환자의 관계절 문장 이해. 연세대학교 대학원 석사학위논문.
- Caramazza, A., Capasso, R., Capitani, E., & Miceli, G. (2005). Patterns of comprehension performance in agrammatic Broca's aphasia: A test of the Trace Deletion Hypothesis.

- Brain and language, 94(1), 43-53.
- 서상규(1998). 연세말뭉치 1-9를 대상으로 한 현대한국어의 어휘빈도. 서울: 연세대학교 언어정보개발연구원.
- 이승진, 김향희, 서상규, 김미경(2009). 유창성 및 과제에 따른 실어증 환자의 품사 산출의 양상 비교. 언어청각장애연구, 14(4), 470-483.
- 이홍식(2019). 의미역의 분류에 대하여. 한국어와 문화, 26, 95-120.
- 임홍빈(2007). 어순에 관한 언어 유형적 접근과 한국어의 기본 어순. 서강대학교인문과학연구소, 22, 53-120.
- 정귀현, 성지은(2018). 의미역 유형에 따른 실어증 환자의 동사 및 의미역 처리 능력과 중증도 간의 관계. Communication Sciences & Disorders, 23(2), 337-346.
- 조명한(1982). 한국아동의 언어 획득 연구: 책략모형. 서울: 서울대학교 출판사.
- 강은희, 박희경. 2005. 알츠하이머 치매 환자의 명명하기 능력에 관한 연구. 「언어치료연구」14.1, 213-224.
- 김지채, 김화수, 이은경, 이은정 역. 2013. 「실어증과 신경언어장애」. 서울: 박학사 [Hedge, M.N. 2006. A Coursebook on Aphasia and Other Neurogenic Language Disorders, 3rd Edition, Delmar: Cengage Learning].
- 김향희. 2012. 「신경언어장애」. 서울: 시그마 프레스. 226-255.
- 박은실, 정옥란, 강수균. 2005. 알츠하이머성 치매 환자의 내용어 명명하기에 관한 비교 연구명사와 동사를 중심으로. 「언어치료연구」14.2, 217-228.
- 백미현. 2008. break, cut, hit, touch 동사의 의미와 통사적 교체현상. 「언어과학」15.2. 81-106.
- 남승호 (2007). 한국어 술어의 사건 구조와 논항구조. 서울대학교 출판부.
- 박은실, 정옥란, 강수균 (2005). 알츠하이머성 치매 환자의 내용어 명명하기에 관한 비교 연구-명사와 동사를 중심으로. 한국언어치료학회, 14(2), 217-228.
- 박정은, 최예린 (2011). 브로카 실어증 환자의 의문문 이해. 재활복지, 15(2), 55-74. 서상규 (1998). 현대 한국어의 어휘 빈도. 연세대학교 언어정보개발연구원.
- 성지은, 곽은정 (2012). 연령 및 동사 논항 구조에 따른 애니메이션을 활용한 동사 이름대기 과제 수

행력 차이. 언어청각장애연구, 17(4), 550-564.
- 이용숙 (2014). 알츠하이머 치매 환자의 논항구조 산출능력: 동사 이름대기 과제를 중심으로. 석사학위논문, 충남대학교.
- 이주행 (2004). 한국어 문법의 이해. 도서출판 월인.
- 최은정, 성지은, 정지향, 곽은정 (2013). 경도인지장애군의 명사 및 동사 하위유형에 따른 대면이름대기 산출 능력. 대한치매학회지, 12(2), 41-46.
- 아산재단 서울중앙병원 언어치료실 (2000). 실어증 환자를 위한 치료지침서,
- 분당서울대학교병원 재활의학과 (2013). 가정에서 할 수 있는 인지재활, 군자출판사
- 분당서울대학교병원 재활의학과 (2013). 가정에서 할 수 있는 언어재활, 군자출판사
- 최용주, 정미란, 황민아 (2010). 학령기 아동의 언어치료 프로그램 -문법과 프로그램 실제-, 학지사
- Nancy Helm-Estabrooks, Martin L. Albert지음, 황영진, 서인효 옮김(2013). 실어증 및 실어증 치료, 제 2판, ㈜시그마프레스